SARAH VALENTINA WINKHAUS

Ich werde Eltern

SELBSTBESTIMMT ZUM MUTTERGLÜCK

DURCH SOCIAL FREEZING

Für Clara

SARAH VALENTINA WINKHAUS

Ich werde Eltern

SELBSTBESTIMMT ZUM MUTTERGLÜCK DURCH SOCIAL FREEZING

Inhalt

Sarahs Geschichte

1. Endlich am Ziel: Die Geburt ... 11
2. Social Freezing – Was ist das genau? ... 23
3. Das verdammte Anti-Müller-Hormon ... 36
4. Eizellen statt Gucci ... 44
5. Auf der Samenbank – Vater von der Stange ... 58
6. Alles umsonst! Die Katastrophe ... 65
7. Konkurrenz für Mr.-Big-Spender ... 76
8. Athen – Eine neue Hoffnung ... 91
9. Die letzte Chance ... 104
10. Endlich schwanger ... 113
11. Brief an Clara ... 125
12. Meine Playlist für die Geburt ... 130
13. Und wie geht's jetzt weiter? ... 138

Noch mehr Infos ...

Wie viele Eier kann ich mir leisten? Eine Kostenanalyse ... 145
Aus dem Klinikalltag einer Kinderwunschtherapeutin – Interview mit Dr. med. Cordula Pitone ... 148
Spenderprofil ... 171
Behandlungsunterschiede in Deutschland und Griechenland – Interview mit Dr. Ioannis Zervomanolakis ... 187
Glossar ... 194

Anhang

Danksagung ... 204
Quellen ... 205
Impressum ... 208

Vorwort

» Liebe Leserinnen, liebe Leser und alle, die ihren Wunsch nach einem Kind endlich erfüllen möchten – „Ich werde Eltern" ist euch gewidmet.

Dieses Buch hätte beinahe einen anderen Namen bekommen, nämlich „Eizellen statt Gucci". Doch irgendwie klingt das nach „Nackt statt Pelz". Ein weiterer Titelvorschlag „Wo ein Ei, da ein Weg" hätte genauso gut für eine buddhistische Frühstücksmeditation herhalten können. Wie kommuniziert man also am besten so komplexe Themen wie Social Freezing oder Kinderwunschtherapie, die so viele unterschiedliche Menschengruppen betreffen? Singles, Hetero- oder lesbische Paare, Frauen ohne Fruchtbarkeit oder Frauen ohne Partner, Frauen mit Partner, der ihren Wunsch nach einem Kind auf die lange Bank schiebt. Frauen mit Traumjob, für die ein Kind das Karriereende bedeuten könnte, Frauen, die ein Kind wollen, bei denen der richtige Partner aber nicht in Sicht ist, oder Frauen, die einfach gerne noch mehr Zeit hätten, aber deren biologische Uhr mittlerweile so laut tickt, dass selbst die besten Noise-Cancelling-Kopfhörer versagen. Für all diese Menschen ist dieses Buch.

Ganz ehrlich, ich hätte mir damals einen Ratgeber gewünscht, der ohne Zeigefinger und (fast) ohne Männerbashing auskommt und stattdessen Frauen aufklärt und sie darauf hinweist, ihre Fruchtbarkeit weit vor dem 35. Geburtstag checken zu lassen. Mir wurde erst nach mühsamer Recherche klar, welche Chancen sich durch Social Freezing für meine berufliche Entwicklung bieten und dass das Wissen darum für deutlich mehr Entspannung in der Partnerschaft in Sachen Familienplanung sorgen kann. In meiner Orientierungsphase wäre eine Sammlung aller relevanten Fakten und eine Aufschlüsselung der Gesetzeslage und auch der -lücken sehr hilfreich gewesen. Nirgendwo fand ich eine realistische Einordnung, mit welchen Kosten man zu rechnen hat – wobei das letztendlich immer höchst individuell ist.

Wo gab es bislang die lebensnahe Auseinandersetzung einer Betroffenen mit ethischen Bedenken, sozialen Debatten und harter Kritik zum Thema künstliche Befruchtung und dem „Kinderwunsch auf Eis"? Ich hätte mir einen Ratgeber gewünscht, der nicht davor zurückschreckt, Tabus anzusprechen oder erlebte Emotionen mit anderen Betroffenen zu teilen. Wie oft hat man sich schon gefragt, wie es wirklich auf einer Samenbank abläuft ... wenn es denn läuft. Worauf kann man sich gefasst machen, wenn man sein Umfeld in die unkonventionellen Pläne einweiht? Wie wappne ich mich gegen Vorurteile und moralische Vorverurteilung?

Was ist, wenn ich zwar Kinder will, aber nicht jetzt und auch nicht mit dem aktuellen Partner? Wie wäre es, wenn ich mich dafür entscheide, den Kinderwunsch sogar von der Partnerschaft zu trennen? Kann das funktionieren oder macht mich das zu einer schlechteren Mutter?

Mit all diesen Fragen habe ich mich in diesem Buch auseinandergesetzt und musste beim Schreiben feststellen, wie groß der Aufklärungsbedarf selbst bei mir, die am eigenen Körper Social Freezing und künstliche Befruchtung erlebt hat, tatsächlich auch im Nachhinein noch war. Die Summe dessen, was ich in den Medien gelesen oder gehört hatte, stellte sich bestenfalls als gut gemeintes Halbwissen heraus. Am Anfang stand ich vor einem riesigen Berg aus Fakten, Indikationen, Gesetzen und Gesetzeslücken, sozialen und gesellschaftlichen Aspekten. Mein damaliges medizinisches Fachwissen beschränkte sich auf das Setzen von Spritzen und das Einhalten eines Therapieplans, und selbst dabei sind mir die dümmsten Fehler unterlaufen.

Vielleicht helfen euch meine Erfahrungen, um daraus zu lernen, und ich wäre stolz, wenn euch dieses Buch vor den gröbsten Fehltritten bewahren würde. Ich habe versucht, das ganze Thema Kinderwunsch und alles, was daranhängt, anhand meiner eigenen Geschichte für euch aufzudröseln. Es kommen Spezialist*innen zu Wort, unter anderem der Arzt, der dafür verantwortlich ist, dass bei mir am Ende doch noch alles geklappt hat. Wer noch tiefer eintauchen möchte, findet umfassende Begriffserklärungen, wichtige Infos und relevante Fakten am Ende des Buches ab Seite 144.

Ich lasse euch an meiner Entscheidungsfindung, den Höhen und Tiefen auf meinem Weg zum Wunschkind teilhaben und erzähle offen und ehrlich von allen traurigen, skurrilen und auch lustigen Momenten, die ich in dieser aufregenden Zeit erlebt habe. Bei aller Absurdität und Tragik, die ein unerfüllter Kinderwunsch mit sich bringt, ist Lachen nicht nur erlaubt, sondern auch wichtig und vor allem heilend.

Dieses Buch soll zur Selbstbestimmung ermutigen und helfen, unter all den verschiedenen Möglichkeiten und Wegen zur Elternschaft den richtigen für sich zu finden. Ich hoffe, dass ihr mit diesem Buch viele Fragezeichen durch Ausrufezeichen ersetzen könnt und euch auf eurem Weg zum Wunschkind gut unterstützt fühlt!

Eure
Sarah

1

Endlich am Ziel: Die Geburt

» Es ist der Vorabend des Geburtstermins und ich bin schwermütig. Schon den ganzen Tag spiele ich virtuos die gesamte Klaviatur an Emotionen rauf und runter. Am Morgen euphorisch, mittags nervös, nachmittags ängstlich bis wütend, danach eher ungeduldig und jetzt bin ich halt schwermütig. „Was soll's, hatten wir auch schon lange nicht mehr", hör ich mich zu meinem Hund Manni sagen, während ich ihm Halsband und Leine anlege. Ich bin wehmütig, weil morgen meine Schwangerschaft und die enge körperliche Verbundenheit zwischen mir und meiner Tochter unwiderruflich mit ihrer Geburt enden soll. Viele Frauen erzählen, wie sehr sie in den letzten Wochen den Geburtstermin herbeisehnen, um endlich von der Last der Schwangerschaft erlöst zu werden. Bei mir war das eher nicht so. Würde es nach mir gehen, könnte ich noch gut und gerne 3 oder 4 Monate länger mit der Riesenkugel durch Düsseldorf kullern. Meine Schwangerschaft war beschwingt schön und kam nach all den Strapazen, Entbehrungen und Phasen der Hoffnungslosigkeit einer märchenhaften Belohnung in rosa Tüll (und Stützstrumpfhosen) gleich. Aber heute Abend fühle ich mich irgendwie auch ein bisschen melancholisch.

Um mich abzulenken, treffe ich meine beste Freundin Julia, um Manni und meinen Babybauch durch die Nachbarschaft Gassi zu führen. Die frische Luft tut mir gut und macht den Kopf frei. Ich muss schon wieder grinsen, als ich Julia erzähle, dass der Kaiserschnitt hierzulande unter „radikalen Gebärmuttis" kein großes Ansehen genießt. „Was sind denn ‚radikale Gebärmuttis' und was genau ist deren Problem?" „So nenne ich Frauen, die es übertrieben abfeiern, ihr Kind auf natürlichem Weg zur Welt zu bringen. Also mit allem Zipp und Zapp. Wehen, Blut, Schreien, Dammriss, Ehemann-bewusstlos-Schlagen, Arzt beschimpfen, also das gesamte Wunder der Natur. Für die radikalen Gebärmuttis sind Frauen, die ihr Kind per Kaiserschnitt zur Welt zu bringen, keine echten Weiber. ‚To posh to push', zu etepetete zum Pressen, wie die Engländer sagen. Kaiserschnitt-Mütter nehmen den Sessellift, während die Vaginalgeburt der wahren Bergbesteigung mit abgefrorenen Zehen und Sauerstoffgerät gleichkommt." „O. k. verstehe. Und jetzt hat dich auf den letzten Metern der Ehrgeiz gepackt und du überlegst, ob du nicht doch ein Sauerstoffgerät im Keller stehen hast?" Julia kennt die Vorliebe für spontane Programmänderungen in meinem Leben nur zur Genüge. Aber bei der Geburt meiner Tochter war mir die Entscheidung pro oder contra Kaiserschnitt von meinem Frauenarzt bereits abgenommen worden. Trotz neunmonatiger Glückseligkeit handelte es sich aufgrund meines Alters und einiger anderer Faktoren um eine Risikoschwangerschaft – eine natürliche Geburt wurde deshalb von Anfang an ausgeschlossen, da zu gefährlich für Kind und Mutter. Wenn ich darüber nachdenke, war es die einzige Entscheidung im Zusammenhang mit meiner Schwangerschaft, die mir abgenommen wurde. Alles andere bis zu diesem Punkt – vom Social Freezing bis zur künstlichen Befruchtung – musste ich immer alleine entscheiden, abwägen, mit mir selbst ausmachen. Und jetzt, kurz vor dem Ziel, war ich einfach nur dankbar, einen Entschluss nicht selbst treffen zu müssen und ihn in verantwortungsvolle, fachmännische Hände abgeben zu können. Und danach – ganz wichtig – einfach fallen lassen und auf Durchzug schalten. Nicht mehr im Internet nachlesen, dass angeblich 25 % der Kaiserschnitt-Muttis von der Geburt enttäuscht sind und 15 % sich wie Versagerinnen vorkommen[1]. Ich habe für meine Verhältnisse wirklich genug geleistet, um überhaupt schwanger zu werden, und eine Frau ist keine Versagerin, bloß weil sie sich für einen Kaiserschnitt entscheidet. Wichtig ist nur, dass sie ihrem Kind eine gute Mutter ist.

Und falls trotzdem ungefragte Kommentare von Fremden, Nachbarinnen, Kolleginnen oder Bekannten zum Thema Kaiserschnitt abgelassen werden, empfehle ich, mit einem einzigen entwaffnenden Satz die aufkommende Diskussion direkt abzuwürgen: „Der Kaiserschnitt ist medizinisch indiziert." Bei den meisten kann man dann die geistige Implosion förmlich vom Gesicht ablesen, weil sie erst mal in ihrem Gehirnthesaurus nachschlagen müssen, was „indiziert"' bedeutet. „Echt? Aha. Das ist ja eigenartig. Du bist doch noch jung!" Herrlich, wenn Leute über etwas urteilen, ohne zu wissen, was dahintersteckt. Aber eine übereilte Meinung wie eine Wasserstandsmeldung auszupacken, ohne genaue Fakten und Umstände zu kennen, gehört im Social-Media-Zeitalter zum guten sozialen Umgang. Egal worum es geht, Ukraine, E-Autos oder Zangengeburt, heutzutage ist jeder und jede Fachmann, Fachfrau oder Fachdivers für alles. Man war ja schließlich bei der eigenen Geburt dabei und kann mitreden.

Die Entscheidung für den Kaiserschnitt wurde mir also abgenommen, die Wahl des Geburtstermins aber wurde mir überlassen: Und wenn man das Geburtsdatum seines Kindes quasi aussuchen darf, dann muss die Wahl doch auf ein besonderes Datum fallen.

Nur welcher Tag im Februar ist denn ein besonderer? Der 2.2.? Nee, lieber nicht. Schnapszahlen sind für Hochzeiten und Scheidungen reserviert. Ich fragte eine Freundin, die sich hobbymäßig mit Numerologie beschäftigt, und hatte keine Ahnung, was meine Frage in ihr auslösen würde. Ihre Miene verfinsterte sich und sie raunte mir verschwörerisch zu: „Nimm auf keinen Fall den 17. Februar!" „Hä? Warum? Ist da dieses Jahr Karneval?", fragte ich belustigt. Die Miene meiner Freundin verfinsterte sich weiter und sie blickte mir tief in die Augen: „Weil der 17.2. überhaupt nicht mit deinem Geburtsdatum harmoniert." Der 14. August passt nicht zum 17. Februar? Muss ich nicht verstehen, aber danke für den Input. „Also, wenn der 17.2. nicht geht, wie harmoniert denn der 14.2. mit dem 14.8.? Haben die auch Beef?" Meine Freundin aka die Hobbyexpertin für Numerologie schien erleichtert. „Ja, der 14.2. ist ein gutes Datum." Perfekt, also fiel der Geburtstag meiner Tochter auf den Valentinstag. Und weil die Kleine sowieso mit zweitem Namen Valentina heißen würde, wie ihre Mama, macht das Datum auch ohne Numerologie Sinn: Wenn Valentinstag und Geburtstag zusammenfallen, ist die Wahrscheinlichkeit, dass der Freund das Datum vergessen könnte, etwas geringer. (Moment mal,

Freund? Notiz an mich: Informationen einholen, ab welchem Alter ich meine Tochter im Kloster anmelden kann!)

Dieser krude Haufen an Gedanken schwirrt mir durch den Kopf, während ich Julia dankbar zusehe, wie sie mit Leichtigkeit Mannis dampfendes Häufchen mit einer Kottüte einsammelt. Bei Julia wirkt es irgendwie elegant. Bei mir bestünde die große Gefahr, durch das Gewicht meines Kugelbauchs einfach nach vorne zu kippen, während ich wie eine Giraffe an der Wasserstelle mit gespreizten Beinen versuchen würde, das Gleichgewicht zu halten. Bestimmt ein würdevoller Anblick, wenn dabei die richtige Musik läuft. „Ach verdammt, die Musik!", platzt es aus mir raus. „Sag mal, Julia, hast du an den Stick mit der Musik gedacht?"

Julia hatte ich eine, wenn nicht sogar *die* superwichtigste Aufgabe anvertraut: Sie sollte sich um meine persönliche Playlist für den Kreißsaal kümmern! Auch der Arzt hatte mich im Vorgespräch dazu ermutigt, Musik während der Geburt laufen zu lassen: „Bringen Sie gerne einen Stick mit, Frau Winkhaus. Musik ist sehr gut für das Kind, vor allem bei einem so traumatischen Erlebnis wie dem Kaiserschnitt. Wir unterstützen das hier in der Klinik." Super Sache, aber Musik auf einen Stick laden? Macht man das so in einer hochmodernen Klinik? Haben die kein Bluetooth? „Vielleicht besteht ja die Gefahr, dass du dich über Bluetooth an das Beatmungsgerät im OP-Saal nebenan einloggst", mutmaßte Julia. „Ich habe übrigens auch fünf Lieder zur Liste beigesteuert. Du magst doch ‚Olaf Der Flipper', oder?", veräppelte sie mich. Überhaupt diese Playlist ... Da wurde tagelang in der Familie und im Freundeskreis nach Lieblingssongs gefahndet. Meine Mutter war für die „Morgenstimmung" von

Grieg, mein Vater wollte unbedingt „A horse with no name“ von America, eine Freundin steuerte einen Song von Erykah Badu bei und mein alter Schulfreund Paul hatte die Vision, dass meine Tochter zu der Stimme von Sade die Welt erblicken sollte. Nachdem sich meine Liebsten musikalisch auf der Playlist verewigt hatten, war ich an der Reihe, mich an die schönsten und prägendsten Momente meines Lebens zu erinnern und die passenden Songs auf die Playlist zu packen. Am Ende beträgt die Spieldauer meiner Geburtsplaylist stolze 60 Minuten! Ambitioniert, wenn man bedenkt, dass eine Schnittentbindung nur um die 20 Minuten dauert und das Zunähen die Hauptzeit in Anspruch nimmt. Julia überreicht mir feierlich den Stick: „Wenn du in der kurzen Zeit alle Songs hören willst, musst du sie am besten in doppelter Geschwindigkeit laufen lassen. Aber dann streikt vermutlich das OP-Team.“ Dankbar nehme ich den Stick entgegen und freue mich auf einen gemütlichen letzten Abend als Schwangere. Einen allerletzten Abend, bevor ich Mutter werde. Ab Morgen bin ich nie wieder nur für mich verantwortlich. Eine große Veränderung, wie macht man also den Vorabend zu etwas Besonderem, wenn man sich kaum noch bewegen kann? Liegen! Beste Idee! Also versuche ich es mir mit Müh und Not „so richtig gemütlich“ zu machen. Aber ohne Wein und Sushi ist das alles nur halb so schön, also entscheide ich mich für etwas, das sonst nie in meinen Tagesablauf passt: Ich nehme ein ausgiebiges Bad. Es gibt ja auch sonst nichts mehr zu tun.

Der Koffer für die Klinik ist schon seit Tagen gepackt und wird von Manni als Schlafplatz genutzt. Und meine letzte To-do-Liste vor der Niederkunft ist komplett abgearbeitet. Um

10:20 Uhr werden sie meine Tochter entbinden. Ich schaue auf die Uhr. Es sind noch exakt 13 Stunden und 20 Minuten, bis ich Clara in den Händen halte. Ich habe das Bedürfnis, meiner Tochter einen Brief zu schreiben und meine Gefühle und Gedanken wenige Stunden vor der Geburt für sie festzuhalten. Ich schreibe einfach drauflos und versuche meine Emotionen ungefiltert zu Papier zu bringen. Als ich fertig bin, überfliege ich meinen ersten Brief an meine Tochter. „Ich bin noch gar nicht bereit, dich gehen zu lassen. Ich möchte dich noch in mir behalten ..." Auf meinem Gesicht mischen sich große Tränen der Trauer mit Freudentränen der überschwänglichen Vorfreude und euphorischer Neugierde auf dieses kleine Wesen. Müde und erschöpft von dieser emotionalen Berg-und-Tal-Fahrt schlafe ich selig ein – nur, um dann doch bis zum Sechs-Uhr-Wecker immer wieder wach zu liegen. Bei der Morgenrunde mit Manni treffe ich meine Nachbarin. „Na, wann ist es so weit?" „Ich fahre gleich in die Klinik. Um 10:20 Uhr holen sie es." „Haha, als ob man das so genau vorhersagen könnte. Sie sind 'ne Marke, Sarah. Ihr jungen Frauen ..." Ich drücke meine Nachbarin, bedanke mich für „die junge Frau" und verzichte darauf, ihr was vom Anti-Müller-Hormon zu husten oder zu erklären, dass ich per Kaiserschnitt entbinde und dieser MEDIZINISCH INDIZIERT ist. Stattdessen geht es bald mit dem Taxi in die Klinik und dort, dank des disponierten Entbindungstermins, auf direktem Wege Richtung Kreißsaal, der im Gegensatz zum OP-Saal, in dem ich entbinden werde, ganz gemütlich daherkommt. Hebamme Sandra stellt sich mir vor und möchte wissen, ob ich Fragen habe. „Ja! Wem muss ich den Stick für die Musik im OP-Saal geben?" „Musik auf dem

Stick? Soweit ich weiß, haben wir nur ’ne Bluetooth-Box hier.“ „Ich hab mal irgendwo gehört, dass bei Bluetooth die Gefahr besteht, dass ich mich in das Beatmungsgerät im Nachbar-OP einloggen könnte ...“ Die Hebamme muss herzlich lachen. „Wo hast du denn den Unsinn her? Nein, keine Sorge, da kann nichts passieren. Wir haben auch überhaupt keinen Anschluss für einen Stick.“ Danke, allerbeste Freundin Julia, für das Märchen von der Bluetooth-Beatmungsmaschine und ein großes Dankeschön an den beratenden Arzt, der vermutlich gerade beim Frühstück auf einem MP3-Player die besten Hits aus dem Jahr 2000 hört, während ich kurz vor der Entbindung noch mal richtig Stress bekomme. Wo gibt’s hier Internet? Ich brauche Internet, und zwar sofort. Mein gerade entwickelter Plan B besagt, ich muss alle Songs als Playlist auf Spotify zusammenstellen und herunterladen! Wie viel Zeit habe ich noch? 15 Minuten? O. k. Mission-Impossible-Vibes kommen in mir hoch. Schnell wieder nach unten zur Anmeldung und für eine Woche einen Internetzugang kaufen, auch wenn ich nur vier Tage hierbleibe. Hauptsache, meine Musik ist am Start! Und los geht es! Während ich gestresst, aber glücklich auf meinem Handy rumwische und tippe, um in Ethan-Hunt-Bestzeit die Liste zusammenzustellen, bemerke ich aus dem Augenwinkel den Blick der Hebamme. „Du weißt schon, dass wir hier ratzfatz durch sind? Wenn es gar nicht funktioniert, kann ich dir auch was von Helene Fischer vorsingen.“ Natürlich muss ich mit ihr lachen und natürlich weiß auch die Hebamme, dass Musik bei einer Kaiserschnittgeburt wirklich hilfreich sein kann, denn der Eingriff kann für Mutter und Neugeborenes traumatisch sein. Wenn man sich mal vorstellt, wie das Baby nach 9 langen Monaten aus dem vertrauten, gemütlich warmen und schwerelosen Zustand von einem Moment auf den nächsten wörtlich aus dem Mutterleib gezogen wird, dann ist schon nachvollziehbar, dass jede atmosphärische Unterstützung, die den Moment weicher macht, willkommen ist. Gut, hätte Julia tatsächlich „Olaf Der Flipper“ auf die Liste gepackt, hätte ich auch meine Zweifel, ob Olafs Musik tatsächlich der Traumalinderung einwandfrei zuarbeitet.

Pünktlich werde ich mit einer halb heruntergeladenen Playlist in den Operationssaal geschoben. Sieben oder acht OP-Schwestern laufen im steril gekachelten Raum hin und her und bereiten alles vor. Es gibt die letzten kurzen, knackigen Ansagen vom Arzt, alle sind konzentriert. Nein, es ist keine Geburt mit Duftstäbchen, sondern eine OP. Gleich werden die Hautschichten und der Bauch mit einem Skalpell aufgeschnitten. Es gibt durchaus schönere Vorstellungen und die Tatsache, dass der Anästhesist gerade versucht, mir eine Spinalanästhesie zu legen, macht mir offen gesagt am meisten Angst.

Selbst schuld! Niemand hat mir geraten „Google doch mal, was alles bei einer Spinalanästhesie schiefgehen kann“. Dass eine Lähmung der Beine eintreten kann, hab ich mir ganz allein in den Kopf gepflanzt. Super, Sarah. Toll recherchiert, murmle ich vor mich hin und höre dann den Anästhesisten mehrmals fragen, ob ich das kalte Spray spüre. Ja, ich spüre alles. Beim dritten Versuch bin ich betäubt – vom Bauchnabel an. Hoffentlich bleibe ich nicht gelähmt, mach ich mich kurz selber verrückt. „So ein Quatsch, reiß dich zusammen, Sarah“, versuche ich mich zu beruhigen. Es hilft nichts. Ich sitze da und fühle mich schrecklich, kämpfe mit den Tränen, weil ich mich einsam fühle. Aber warum denn? Ich habe mich bewusst dafür entschieden, ohne Partner mein Kind zu bekommen. Als Partner-Placebo muss jetzt die Hand der Hebamme herhalten. „Das ist mir alles zu viel. Ich bin noch nicht bereit dazu“, flüstere ich ihr ins Ohr. Wieder dieses Gefühl, dass ich dieses kleine Wesen in mir behalten will. Die Hebamme beruhigt mich ein wenig und ich lege mich auf den Rücken. Meine Arme werden festgeschnallt. Ich liege wie Brian am Kreuz und bin in diesem Moment einfach nur dankbar, dass niemand „Always look on the bright side of life“ von Monty Python vor sich hin pfeift. Ich habe die ganze Zeit einen Plastikgeruch in der Nase, was eindeutig auf den Kunststoffvorhang zurückzuführen ist, der viel zu nah an meinem Gesicht hängt und dort übergriffig kleben bleibt, sobald ich etwas tiefer einatme. Ich versuche mich abzulenken und da kommen meine tauben, aber frisch pedikürten Füße, die plötzlich über der Plane wie zwei Kasperlepuppen hervorschauen, gerade recht. Wirklich ein skurriles Schauspiel. Und egal wie brutal, unpathetisch oder absurd sich das hier alles darstellt – es ist der größte Moment meines bisherigen Lebens oder so ähnlich. Da will ich doch ein bisschen mehr mitbekommen als einen Duschvorhang im Gesicht. Das kann ich auch zu Hause haben, sag ich zu mir selbst und dann zu den Menschen hinter dem Vorhang: „Hallo? Legen Sie schon los?“ „Ja, also wir wären so weit, aber wo ist denn Ihr Mann?“, hör ich einen anderen Mann nach meinem Mann fragen, den es nicht gibt. „Kein Mann!“, antwortet die Hebamme für mich. „Sarah hat aber eine Playlist dabei! Momentchen, kommt!“ Gut, dass sie das ganze Playlisttheater miterlebt hat und für mich die DJane gibt. Es dauert nur ein paar Sekunden, die mir quälend lang vorkommen, bis die ersten Takte „Mit Dir“ von Freundeskreis durch den OP klingen. Ich entspanne augenblicklich und schließe die Augen. Dann habe ich noch die Hebamme im Ohr, „Sarah, achte auf den Schrei“, bevor Max Herre einsetzt: *Mit dir steht die Zeit still – Du bist was ich will / Spürst du was ich fühl, denn was ich fühl ist real.* Ich singe stumm mit, als plötzlich wie aus dem Nichts das Schönste, was ich bis dahin gehört hatte, von den gekachelten Wänden widerhallt und Max Herres Gesang übertönt. Der erste Schrei meiner Tochter. Dieses kleine, große Wunder! Ich weine vor Freude, empfinde sofort eine bedingungslose und tiefe Liebe für dieses kleine Geschöpf und bin dankbar für so viel unsagbares Glück. Ich glaube, ich habe bis zu diesem Moment nie wirklich geliebt oder jemals so viel Freude empfunden. Das hier übertrifft alles.

Während mir Clara ganz klebrig und verbeult an die Wange gehalten wird, rinnen mir die Tränen nur so herunter. Es ist vollbracht, wir sind angekommen. „Du und ich mein Engel. Du und ich – ich liebe dich.“

Als die Hebamme Clara zum Wiegen bringt, wird die Musik im OP etwas lauter gedreht. „Jetzt beim Zunähen haben wir genug Zeit, um Ihre Playlist zu hören. Ihr voller Einsatz für Ihre Tochter soll sich doch gelohnt haben“, ruft mir der Arzt freundlich über den Vorhang zu. Ja, mein Einsatz hat sich gelohnt, aber er begann schon viel früher …

2

Social Freezing – Was ist das genau?

» Der Begriff „Social Freezing“ ist etwas irreführend und wird exklusiv nur im deutschen Sprachraum verwendet. Hört man Social Freezing zum ersten Mal, könnte man hinter dem Begriff eher die zunehmende soziale Kälte im zwischenmenschlichen Bereich vermuten oder vielleicht eine Gemeinschaftskühltruhe in einer sozialen Einrichtung. Auf die Idee, Social Freezing mit dem vorsorglichen Einfrieren von Eizellen zu assoziieren, kommt man nur in Deutschland. Dem Land, das den englischen „Slip“ mit „Schlüpper“ übersetzt. In Germany we say zu Umhängetaschen „Body Bag“, obwohl es in der englischen Sprache Leichensack bedeutet, und wir treffen uns zum Fußballgucken beim „Public Viewing“, was bei den Amis für eine „öffentliche Leichenschau“ steht. Daher sei jeder Person verziehen, die sich erst mal nichts unter Social Freezing vorstellen kann. Das ging mir genauso, bis mir 2013 eine Bekannte, die bei der UNO Karriere machte, das erste Mal davon erzählte. Freundinnen hätten in den USA Eizellen einfrieren lassen, um zu einem selbstbestimmten Zeitpunkt – ihrer Lebensplanung genügend – schwanger zu werden. Wofür braucht „frau“ das? Ich muss gestehen, ich hatte mich zuvor außer im Biounterricht nie wirklich mit dem weiblichen Zyklus befasst. Ich wusste nicht mal genau, was es mit dem Eisprung auf sich hat, und meine Familienplanung war vielmehr von Verhütung als von der Bestimmung meiner fruchtbaren Tage geprägt. Aufgeklärt wurde ich schließlich von meiner Freundin, die mir die biologischen Zusammenhänge und den revolutionären Vorteil für die Lebensplanung von Frauen durch Social Freezing aufzeigte.

Mir war zum Beispiel nicht klar, dass Frauen als Baby-Girls mit ihrem gesamten Eizellenvorrat zur Welt kommen. Imposante 1 bis 2 Millionen Stück (!), wovon es gerade mal 400 Eizellen zur Reife schaffen[2].

Nach der Pubertät trägt eine junge Frau rund 300.000 Eizellen in sich, wovon bei Weitem nicht alle zur Fruchtbarkeit genügen. Ab Mitte zwanzig nimmt im Laufe der Jahre die Anzahl der Eizellen konstant ab und sie verlieren ihre Qualität, sprich, die Eizellen lassen sich schwerer befruchten und der Reifungsprozess, genauer die Zellteilung namens Meiose, wird fehleranfälliger und die Eizelle enthält zu viele oder zu wenige Chromosomen, die wiederum das Genmaterial enthalten. Dadurch sinkt die Wahrscheinlichkeit einer Schwangerschaft und das Risiko einer Fehlgeburt und einer geistigen oder körperlichen Beeinträchtigung des Kindes steigt.[3]

Spätestens ab vierzig liegen die Chancen auf eine natürliche Schwangerschaft bei kaum mehr als 5 %[4] – ein Dilemma, für das Social Freezing die Lösung sein kann, denn es drückt quasi auf die Schlummertaste der biologischen Uhr. Eingefrorene Eizellen, sogenannte kryokonservierte Eizellen, verlieren auch nach längerer Lagerung nicht an Qualität und für den Erfolg einer Geburt und die Gesundheit und Lebensfähigkeit des Kindes ist es egal, ob die Eizelle, aus der es entstanden ist, zuvor gefroren war.[5] Der medizinische Vorgang bis zum Social Freezing, der Lagerung der kryokonservierten Eizellen, erfolgt in drei Schritten: Die Eizellen werden mit Hormonen stimuliert und das angeregte Wachstum der Follikel, in denen die Eizellen heranreifen, über Ultraschall von Arzt oder Ärztin beobachtet. Zum gegebenen Zeitpunkt werden unter Narkose die Eierstöcke über die Scheide mit einer Nadel punktiert und die Eizellen entnommen. Nach einer Qualitätsprüfung erfolgt das Einfrieren der geeigneten Eizellen, die bis zum gewünschten Zeitpunkt der Befruchtung sicher gelagert werden.

Von dem Tag, an dem ich das erste Mal von Social Freezing hörte, bis zum „ersten Mal“, gingen noch 5 Jahre ins Land, in denen ich mich voll in die Arbeit stürzte und meinen Job als Moderatorin genoss. Ich reiste mit dem Formel-1-Zirkus für Sky Italia um die Welt und war in meiner Fernbeziehung glücklich. Kinderplanung stand erst einmal nicht zur Debatte und meinen Kinderwunsch äußerte ich eher zaghaft und diffus nach dem Motto „wenn alles passt, aber nicht jetzt“. Diesen Satz werden die meisten berufstätigen Frauen um die dreißig unterschreiben können. Es hat lange gedauert, bis ich kapiert habe, dass im Leben eh nie wirklich „alles passt“ und dieser Zeitpunkt relativ ist. Dennoch vernehmen Frauen in ihren Dreißigern oft das Ticken der biologischen Uhr und den inneren Ruf, ihrer „gebärmütterlichen Bestimmung“ zu folgen. Automatisch baut sich Zeitdruck auf und es kommt zur berühmten Torschlusspanik, weil der richtige Partner, wie in meinem Fall, noch nicht zur Zeugung vorstellig geworden ist[6]. Hinzu kommt die große Sorge, mit

Kind könnte alles vorbei sein. Die Freizeit, die Party, die Jugend, ach, das ganze Leben, wenn man nicht aufpasst! Es ist unbestritten: Frauen müssen auch im 21. Jahrhundert durch Schwangerschaft sowie Eltern- und Mutterzeit immer noch Rückschritte und Einschränkungen in ihrer Karriere hinnehmen[7]. Und das, obwohl der Frauenanteil an Universitäten seit Mitte der 1990er-Jahre kontinuierlich angestiegen ist.[8] Wer eine lange Ausbildung hinter sich hat, startet oft erst mit Ende zwanzig, Anfang dreißig richtig ins Berufsleben. So war es auch bei mir. Das große Problem: Die Gebärmutter passt sich dieser gesellschaftlichen Entwicklung nicht an. Sie ist bei aller biologischen Genialität etwas reaktionär drauf und sieht sich im Organismus eines Säugetieres, das nach der Geschlechtsreife möglichst oft abkalbt, bevor es mit Anfang/Mitte dreißig vom Säbelzahntiger gefressen wird. Aber die Zeiten haben sich zum Glück geändert und Social Freezing ist bislang der zielführendste Ansatz, dieses Dilemma aufzulösen. Für mich kam in meiner Sky-Italia-Zeit gar nicht infrage, gezielt schwanger zu werden. Es wurde gezielt verhütet! Trotz aller Nebenwirkungen bloß immer daran denken, die Pille zu nehmen, weil man sonst schwanger wird, und dann ist es aus mit der Karriere. Ich wollte nach der langen Ausbildung endlich arbeiten! Dabei wusste ich zu keinem Zeitpunkt, wie fruchtbar oder nicht ich überhaupt (noch) war[9]. Die Sorge, schwanger zu werden, war größer als die Sorge, längst unfruchtbar zu sein. Lange dachte ich, ich hätte noch Zeit. So geht es vielen Frauen. Sie halten sich für fruchtbarer, als sie tatsächlich noch sind, weil sie einem gesellschaftlichen Phänomen auf den Leim gehen. Attraktivität ist kein Indikator für Fruchtbarkeit – höchstens für „Fuckability". Nur weil eine Frau mit Ende dreißig noch prall im Saft steht und mit vollen Lippen und gebärfreudigem Becken Urinstinkte nach Fortpflanzung weckt, heißt es leider nicht, dass die Gründung einer Fußballmannschaft tatsächlich noch möglich ist. Es ist der allgemeine Irrglaube verbreitet, Frauen seien bis zu den Wechseljahren gleichbleibend fruchtbar und je weniger Falten, umso größer die Chance auf eine Schwangerschaft. Würde bedeuten, Botox und Hyaluron helfen, fruchtbar zu bleiben.

Bevor ich mich nach 5 Jahren schließlich dazu durchringen konnte, einen Fuß in eine Kinderwunschpraxis zu setzen, um Aufschluss über meine tatsächliche Fruchtbarkeit zu erlangen und letztendlich auch meine Eizellen einfrieren zu lassen, sind mir natürlich viele Meinungen und Einstellungen begegnet und ich begann schon damals zu recherchieren: Social Freezing wurde ursprünglich als „Medical Freezing" geboren und nur von Patientinnen genutzt, die sich einer Chemotherapie unterziehen mussten[10], damit sie auch nach dieser zellschädigenden Behandlung noch Mutter werden können. Das Für und Wider der reproduktiven Medizin im Allgemeinen wird seit Jahren kontrovers diskutiert und vornehmlich konservative Kreise und Vertreter der großen Glaubensgemeinschaften stehen einem „Eingriff in die Natur" kritisch gegenüber oder lehnen ihn grundsätzlich ab. Dabei ist künstliche Befruchtung schon lange keine abstrakte Science-Fiction, sondern eine gelebte Realität. Statistisch gesehen sitzt in Deutschland in jeder Schulklasse mindestens ein Kind, das durch IVF gezeugt wurde. Tendenz steigend. Laut Familienministerium sind immer mehr Paare zwischen 25 und 59 Jahren ungewollt kinderlos[11]. In

Deutschland leben 400.000 Menschen, die nicht im Körper ihrer Mutter, sondern in der Petrischale gezeugt wurden. 400.000 Menschen, die es ohne diesen medizinischen Fortschritt und ohne Pioniere und Forschung nicht geben würde.[12] Als das erste IVF-Baby 1978 auf die Welt kam, fielen die öffentlichen Reaktionen ähnlich aus wie heute: „Der Spiegel“ titelte „Kinder aus der Retorte – Fortschritt oder Frevel?“, die Bunte fragte sich, ob IVF „skrupellos oder genial“ sei, und die Bild frohlockte über das „größte Wunder der Medizin“. Und bereits vor 50 Jahren tat der Erzbischof von Canterbury das, was ein Erzbischof tun muss, und verfluchte den Fortschritt der künstlichen Befruchtung als „das Werk des Teufels“.

Seitdem in Deutschland 1982 das erste Kind aus einer künstlichen Befruchtung an der Uni-Frauenklinik in Erlangen zur Welt kam, hat sich viel getan und mittlerweile gibt es hierzulande rund 140 Kinderwunschzentren[13]. Die ethischen und moralischen Fragen und Vorwürfe sind auch nach fast 50 Jahren geblieben und so hat mich auch die Haltung der Ärztekammer Westfalen-Lippe zur künstlichen Befruchtung nicht wirklich überrascht: Wer Frauen ohne Partner künstlich befruchtet, produziere „willentlich und wissentlich Halbwaisen“.[14] Natürlich ist für ein Kind der Idealzustand, wenn es gleichermaßen von beiden Eltern in einem Haushalt versorgt wird, doch entspricht das klassische Familienbild nicht mehr der gesamtgesellschaftlichen Realität: Fakt ist, 41 % der insgesamt 40,9 Millionen Haushalte werden von Singles geschmissen[15]. Jede dritte Ehe in Deutschland wird statistisch gesehen geschieden[16] und Kinder, die mit nur einem oder getrennt lebenden Elternteilen aufwachsen, gehören zum Alltag und werden in unserer Gesellschaft als normal wahrgenommen. Wer möchte behaupten, dass all diese Kinder weniger glücklich sind und weniger Liebe erfahren als ihre Mitschülerinnen und Mitschüler aus klassischen Familienkonstellationen?

In den Fünfzigern waren alleinerziehende oder geschiedene Mütter als „beschädigte Ware" gesellschaftlich verpönt, was die Suche nach einem neuen Partner und Stiefvater mitunter aussichtslos machte. In der heutigen Zeit schließen sich Singlemütter und -väter zu Patchworkfamilien zusammen und nur, weil man sich für eine offene Samenspende entscheidet, belegt dies nicht eine Beziehungsunfähigkeit, sondern die Tatsache, dass der Richtige noch nicht in der biologisch vorgegebenen Zeit um die Ecke gekommen ist. Der von der Bundesärztekammer verwendete Begriff „Halbwaise" ist provokant gewählt, denn er ist negativ behaftet und impliziert einen Nachteil, einen Makel, der dem Kind durch das alleinerziehende Elternteil zugemutet wird. Demnach sind Alleinerziehende die schlechteren Eltern, weil sie dem Kind nur halb so viel Liebe, Aufmerksamkeit und Sicherheit geben können. Ist das nicht einfach nur diskriminierend? Es würde unserer Gesellschaft deutlich besser stehen, wenn alleinerziehende Mütter und Väter mehr unterstützt würden, damit sie dem Nachwuchs sozial und ökonomisch alles bieten können. Bei Ehepaaren wird davon ausgegangen, dass sie den Schritt, ein Kind in die Welt zu setzen, wohl überlegt haben und eine Trennung von beiden ausgeschlossen wird. Eine Frau, die sich für den beschwerlichen und immens teuren Weg einer Schwangerschaft durch IVF entscheidet und in dem Bewusstsein handelt, das Kind mit eigenen Mitteln großziehen zu müssen, wird meiner Erfahrung nach immer rationaler planen als ein verliebtes Doppelverdienerpaar mit einer ausgewachsenen Schmetterlingspopulation im Bauch. Eine Single-Mom entscheidet sich eher nüchtern und nicht in Euphorie. Nicht nach den Coronajahren und den Lockdowns, unter denen besonders die Alleinerziehenden gelitten haben.

Grundsätzlich sollte jeder Fall individuell betrachtet werden. Jede Frau bringt ein unterschiedliches Rüstzeug für die Herausforderung Singlemutter mit. Vorurteile oder Verallgemeinerungen sind auch bei Frauen nicht zielführend, die sich für eine künstliche Befruchtung mit fremden Samen entscheiden. Niemand kommt auf die Idee, einem kinderreichen Elternpaar, das ein ungeplantes Kind erwartet, pauschal zu unterstellen, sie könnten ein weiteres Kind emotional und finanziell nicht versorgen.

Natürlich wollte ich auch wissen, was der Ethikrat von der ganzen Thematik hält: Auf meine Anfrage erhielt ich ausführlich Antwort von Frau Prof. Dr. Dr. Sigrid Graumann, die nach eigener Auskunft eine feministische sozial- und beziehungsethische Perspektive vertritt und dabei versuche, generell die Perspektive aller Beteiligten – hier insbesondere von Frau und Kind – zu berücksichtigen. Grundsätzlich hält sie die Angebote von IVF und ICSI für Paare zur Behandlung ungewollter Kinderlosigkeit aus ethischer Sicht für unproblematisch, vorausgesetzt, bestimmte Bedingungen sind erfüllt, wie gute Aufklärung und Beratung auch über Erfolgsaussichten, Alternativen, Risiken für Frau und Kind. In Bezug auf die Samenspende für Singlefrauen hat Professorin Graumann ebenfalls keine grundsätzlichen ethischen Einwände, solange das Recht des Kindes auf Kenntnis seiner Abstammung gewahrt ist. Allerdings sei die offene, aber unpersönliche Samenspende nicht die beste Option. Vielmehr sei es wünschenswert, dass der Spender vielleicht sogar eine Beziehung zum Kind eingehe, um sich im besten Fall an der elterlichen Verantwortung zu beteiligen. Für sie wäre es der Idealfall, wenn das Kind selbst entscheiden könnte, ob es zu seinem zweiten Elternteil eine Beziehung haben möchte oder auch nicht.

Für den Ethikrat steht also das Kindeswohl an oberster Stelle, unabhängig davon, welchen Familienstand die Mutter und der Erzeuger haben. Aus Sicht von Prof. Dr. Graumann können auch gleichgeschlechtliche Paare genauso gute oder eben schlechte Eltern sein wie Heteropaare, Alleinerziehende oder auch größere Regenbogenfamilienkonstellationen. Wichtig seien dabei stabile und klar geregelte Sorgebeziehungen. Eine ethische Grenze zieht sie immer dort, wo dritte Personen, beispielsweise Leihmütter oder Eizellspenderinnen, ins Spiel kommen, die medizinische Risiken eingehen und von kommerziell arbeitenden Kliniken, Eizellbanken und Leihmutteragenturen möglicherweise ausgebeutet werden.[17]

Grundsätzlich sollte aus ethischer Sicht respektiert werden, wenn eine Frau Social Freezing in Anspruch nehmen will, jedoch gibt Graumann jeder Frau, die Eizellen kryokonservieren lassen möchte, weil der „richtige“ Partner nicht da ist oder weil es aus beruflichen Gründen noch nicht möglich ist, weitere Punkte zu bedenken: „Ihr sollte bewusst sein, dass die Nutzung der Eizellen in jedem Fall mit einer künstlichen Befruchtung verbunden ist, die auch mit ‚jungen' Eizellen keine Erfolgsgarantie verspricht. Die Fruchtbarkeit als solche einfrieren zu können, ist eine Illusion, der sie nicht aufsitzen sollte. Sie sollte zumindest erwägen, ob eine frühere Familienplanung nicht doch eine gangbare Alternative wäre."

Aber ist es nicht so, dass sich die meisten Frauen gerade deshalb für Social Freezing entscheiden, weil für sie nach reichlicher Überlegung eine frühere Familienplanung aus Karrieregründen oder aus Mangel am richtigen Partner eben keine gangbare Alternative darstellt? Prinzipiell sollte aber, und da stimme ich Frau Prof. Graumann zu, klar sein, dass Social Freezing keine Garantie für eine Schwangerschaft ist und dass das Wohl des Kindes bei allen Entscheidungen oberste Priorität haben sollte. Das gilt selbstverständlich für jedes Kind, egal ob es durch eine künstliche Befruchtung oder auf natürlichem Weg gezeugt wurde!

Auch für die Bundesärztekammer steht das Wohl des Kindes und des Kinderwunschpaares im Mittelpunkt, sie fügt noch einen aus meiner Sicht sehr wichtigen Aspekt hinzu: „Um die Versorgungsqualität der Betroffenen entscheidend zu verbessern und für mehr Rechtssicherheit aller Beteiligten zu sorgen, ist eine Aktualisierung des Embryonenschutzgesetzes dringend erforderlich. Wesentliche Annahmen, die diesem fast 30 Jahre alten Gesetz zugrunde liegen, sind durch aktuelle medizinisch-wissenschaftliche Erkenntnisse überholt (...) Auf diesen Missstand hat die Ärzteschaft in den letzten Jahren wiederholt hingewiesen."[18]

In der gesamten Debatte fällt mir immer wieder auf, dass die Bedürfnisse und die individuellen Lebenssituationen der betroffenen Frauen vom Gesetzgeber und der Gesellschaft nicht ausreichend wahrgenommen und deshalb nur bedingt anerkannt werden. Nach dem Motto: Was ich nicht sehe, passt so und kann bleiben, wie es ist. Man kann das so hinnehmen oder den Kampf aufnehmen und die allgemeine Aufmerksamkeit auf die Not dieser Frauen lenken und für eine gesellschaftliche Akzeptanz proaktiv werben. Dies gelingt auf lange Sicht, wenn öffentlich und medial eklatante Themen der Betroffenen wie Rechtssicherheit und Vereinbarkeit von Beruf und Familie immer wieder in den Fokus genommen werden.

Nachdem ich mich intensiv mit dem Thema auseinandergesetzt und recherchiert hatte, stellte sich Social Freezing als die ultimative Rettung aus einer Sackgasse heraus, aus der es bislang für mich kein Entkommen gab. Darüber hinaus ermutigte mich besonders die Erkenntnis, dass es noch viel mehr Frauen in meiner Situation gab, die in Social Freezing eine echte Option sehen. Laut Dr. med. Tandler-Schneider vom Fertility Center Berlin sind es mittlerweile mehr Singlefrauen um die vierzig mit Kinderwunsch, die ihre Eizellen einfrieren lassen wollen, denn oft ist nicht die Karriere, „sondern der fehlende Partner" entscheidend für diesen Schritt.[19] Am Ende ist aber auch das die Realität, die aufgezeigt werden muss: Frauen müssen wahre Kraftakte vollführen, um die Finanzierung ihrer Social-Freezing-Behandlung zu stemmen. Und auch gehört zur Wahrheit: Viele Frauen verwenden ihre eingefrorenen Eizellen am Ende gar nicht. Laut einer Studie aus dem Jahr 2017 liegt das vor allem daran, dass die befragten Frauen davor zurückschrecken, das Kind als alleinerziehende Mütter großzuziehen[20]. Als Kind einer solchen kenne ich es nicht anders und vielleicht ist der Gedanke, alleinerziehend zu sein, bei mir deshalb weniger angstbehaftet. Ich habe von meiner Mutter gelernt, was es heißt, im Leben zu improvisieren, positiv zu bleiben, das Beste aus den gegebenen Möglichkeiten zu machen und Verantwortung für meine Situation zu übernehmen.

Es stand für mich fest: Ich fühlte mich bereit, unbekanntes Terrain zu betreten, und rief meine Bekannte bei der UNO an: „Ich eröffne jetzt auch ein Eierkonto. Das Geld wird ab sofort in Eizellen gesteckt! Arrividerci, Traum von der Weltreise im VW California – ich hab was viel Besseres vor ...

3

Das verdammte Anti-Müller-Hormon

„Frau Winkhaus, der AMH-Wert ist niedrig.“ Der was? „Ihr Anti-Müller-Hormon. Sie haben einen relativ niedrigen Wert.“ Der Arzt der Kinderwunschklinik schaut zwischen seinem Rechner und mir prüfend hin und her. „Das Anti-Müller-Hormon ist Ihnen doch bekannt?“ In meinem Kopf rattert es. Was war noch mal das Anti-Müller-Hormon? Verdammt ja, es hat was mit Fruchtbarkeit zu tun, oder? Was für ein beknackter Name, Anti-Müller-Hormon. Was soll ein Anti-Müller sein? Ein schlechter Bayern-Stürmer? Alles Müller oder doch nicht fruchtbar? Wer ist dieser Müller überhaupt und was hat der Typ mit meinem hormonellen Haushalt zu tun? Rein statistisch gesehen ist Müller in Deutschland der häufigste Name, also naheliegend, dass selbst ein Hormon auf den Namen Müller hört. Obwohl, auch Sexshops heißen hier Dr. Müller, Drogeriemärkte einfach nur Müller ohne akademischen Angebertitel. „Reiß dich zusammen“, geht es mir durch den Kopf. „Bei AMH-Werten ‹ 0,025 µg/l befindet sich die Patientin bereits in der infertilen Phase. Bei AMH-Werten von ‹ 0,13 µg/l ist eine IVF-Behandlung nicht mehr sinnvoll“, höre ich den Arzt sagen. „Einfacher gesagt, der niedrige Anti-Müller-Hormon-

Wert in Ihrem Blutbild bedeutet, dass Sie relativ wenige Eizellen in den Eierstöcken übrig haben und eine Schwangerschaft auf natürlichem Weg für Sie nahezu unmöglich ist." Ja, danke, Herr Müller. Und was jetzt? Ich bin bedient. Endlich hatte ich mich durchgerungen, mir durch Social Freezing Zeit zu verschaffen. Die biologische Uhr „on hold" zu stellen, bis mein Freund oder in einer ferneren Zukunft der Partner für eine Beziehung auf Augenhöhe gefunden wäre, in der Arbeitsteilung bei Erziehung und Care-Arbeit nicht nur ein Lippenbekenntnis sein würde. Endlich saß ich also in dieser etwas einschüchternden Kinderwunschklinik in der Münchner Innenstadt, fest entschlossen, mein Erspartes in Eizellen statt in Gucci zu investieren. Und dann das: Bereits das erste Blutbild ergab, dass ich mich offensichtlich schon mit Mitte dreißig auf dem besten Weg in die Unfruchtbarkeit befand. Wer ist dieser Müller überhaupt, meine Fruchtbarkeit infrage zu stellen? Will der behaupten, ich wäre in meinem Alter schon raus aus dem Fortpflanzungsgame? Laut meiner Recherche ist Johannes Peter Müller[21], dieser Urboomer, 1801 geboren und gilt als der bedeutendste deutsche Physiologe und Entdecker der frühembryonalen Anlagen. Egal, kann man nicht eine Zweitmeinung einholen? Muss doch nicht zwingend ein Müller sein, gibt's kein Anti-Meier-Hormon? „Auch wenn Ihr sinkender Anti-Müller-Hormon-Wert bedeutet, dass Ihre Unfruchtbarkeit steigt", erklärt mir der Arzt, während er mit einem sündhaft teuren Kugelschreiber Sinuskurven in die Luft malt, „kann Ihr Kinderwunsch dennoch erfüllt werden. Es geht um den Zeitvorteil. Ihre Eizellen werden mit der Zeit weniger und die Qualität nimmt ab. Wenn wir also jetzt Eizellen gewinnen können und sie einfrieren, sind ihre Eizellen qualitativ Mitte dreißig, auch wenn sie erst im Alter von vierzig versuchen, schwanger zu werden. Die Zeit drängt, Sie sollten umgehend anfangen, Eier einzufrieren."[22] Deutlicher konnte er mir die tickende biologische Uhr gar nicht ans Ohr halten. Letzte Eisenbahn. Ich wurde in meinem Gefühl bestätigt, handeln zu müssen. Bestätigt, dass die Zeit drängte, dass ich jetzt schon an später denken musste – bestätigt in dem Gefühl, welches mich in diese Kinderwunschklinik geführt hatte. Letztendlich war ich ja hier, um mir Zeit zu erkaufen: Eier gewinnen und einfrieren, um sie zu einem späteren Zeitpunkt meiner Wahl befruchten zu lassen. Meine Lebensplanung sah vor, in den Dreißigern die Früchte meiner Arbeit zu ernten, und ein Kind sollte dann irgendwann Ende dreißig/Anfang vierzig kommen – außer der Partner für die von mir idealisierte gleichberechtigte Beziehung würde sich vorher in meiner Wohnküche manifestieren. Aber mein Diplom über den Herd hängen, sobald das Kind da ist – da sträubten sich sofort meine emanzipierten Nackenhaare. Das hört sich abgeklärt und kalt an? Ist es egoistisch, als Frau so zu denken? Warum? Als Mann ist es doch auch in Ordnung, auf diese Weise zu planen. Gäbe es in Deutschland familienfreundlichere Arbeitsmodelle, müssten sich weit weniger Frauen zwischen Beruf und Familie entscheiden. Bis dahin ist das die pragmatische, selbstbestimmte Lösung. Also „Rabenmutter" würde ich sowieso – dann zumindest später.

Verkaufstechnisch war der Arzt jetzt klar im Vorteil und ich ihm durch den plötzlich ausbrechenden Zeitdruck schlagartig ausgeliefert. Kurz, wir wurden uns schnell handelseinig. Alle möglichen Tests und Blutbilder, Medikamente und

Hormontherapien schlugen mit rund 4.000 Euro zu Buche. Ich unterzog mich der ersten Hormonstimulation, um die Eizellenbildung innerhalb des Zyklus zu fördern. Bedeutet, ich habe Hormonpräparate geballert wie ein Bodybuilder Anabolika in den Achtzigern – immer mit dem Ziel vor Augen, dadurch möglichst viele Eizellen einfrieren zu können. So muss sich eine Legehenne fühlen. Anstrengend. Aus Solidarität zu meinen gefiederten Leidensgenossinnen habe ich ein Jahr lang keine Eier gegessen. Es war physisch und psychisch anspruchsvoll bis megaanstrengend. Jeder Körper und jede Psyche reagiert natürlich individuell und es mag Frauen geben, die eine Hormonstimulation locker wegstecken. Aber ich, als anerkannte Hauptgewinnerin in der PMS-Lotterie, die schon Tage vor der Periode im Stimmungsschwankungskarussell Runden dreht und bei der die natürlichste Sache der Welt einem monatlichen Kreuzweg gleichkommt – ich war gelinde gesagt übelst am Anschlag. In meiner PMS-Phase fang ich schon an, bei süßen Tiervideos wie eine Schlosshündin zu heulen. In meiner Legehennen-Phase bekam ich Schnappatmung, wenn ein armer Laternenpfahl achtlos von meinem Hund angepinkelt wurde. Ich habe während meiner ersten Hormonstimulation 2018 für alles und jeden Empathie empfunden und war beim geringsten Anlass in Tränen aufgelöst. Ich heulte bei der Trauung von Prinz Harry und Meghan Rotz und Wasser, wurde geradezu hysterisch, als bei der WM in Russland Jogi und seine Jungs in der Vorrunde rausflogen, und war kurz vor dem Nervenzusammenbruch, als der WDR verkündete, dass die Lindenstraße nach 34 Jahren eingestellt würde – obwohl ich noch nie eine Folge gesehen hatte! Ich war psychisch komplett drüber und meine Gedanken kreisten tagein, tagaus um die Eierproduktion. Nur gelegentlich wurde dieser brütende Zustand unterbrochen und der Arzt kontrollierte via Ultraschall die Anzahl der Follikel in meinen Eierstöcken, in denen hoffentlich Eizellen heranreiften. Wenn zu wenige Follikel gebildet werden, wird die Hormontherapie angeglichen und der Leistungsdruck auf die Legehenne steigt ins Unermessliche, denn den größten Druck macht die Henne sich bekanntlich selbst. Auch die Begeisterung des behandelnden Arztes trägt seinen Teil dazu bei: Bejubelte er doch meine zwölf Follikel auf eine Weise, wie man sie sonst nur von nachmittäglichen Zoodokus kennt, wenn die achtzehnjährige Pandadame Maika auf ihre alten Tage doch noch mal trächtig wird und sich Zoodirektor und Veterinär vor Glück in den Armen liegen.

Ich war mit meinen 12 Follikeln glücklich, denn 12 ist eine gute Zahl. Jesus hatte 12 Jünger, König Arthus hatte 12 Ritter und ich 12 Follikel. Außerdem gibt's sonntags um 12 das zweite Frühstück im Bett. Was soll also schon schiefgehen?

Nach der Entnahme der Eizellen, die unter kurzer Narkose stattfand, kam ich im Aufwachraum zu mir. Quasi „enteiert", aber euphorisch erahnte ich den Arzt wie durch einen Schleier am Ende meines Bettes. Umso deutlicher vernahm ich den enttäuschten Unterton in seiner Stimme, als er mir eröffnete: „Jaaaa, gut … Es waren zwölf Follikel, aber nur in acht von ihnen haben sich tatsächlich Eizellen gebildet und von diesen acht konnten wir nun fünf einfrieren." Wie jetzt? Erst zwölf, dann acht und jetzt nur noch fünf? Da hab ich ja nach meiner Steuererklärung mehr raus! Ich fühlte mich wie ein Huhn, dem die halbe Brut unterm Hintern weggeklaut wurde, und vermutlich hab ich auch so geguckt. Aber immerhin – fünf Eier waren save und wurden eingefroren. Besser als nichts und immer positiv denken: Das Glas bzw. das Nest ist immer halb voll. Dennoch muss man den Tatsachen ins Auge blicken: Um irgendwann sicher eine Eizelle aufzutauen, die sich später befruchten lässt, sollte man einen Vorrat von etwa zwanzig Eiern anlegen. Ich machte den Social-Freezing-Triathlon, also Hormonstimulation, Entnahme und Lagerung, insgesamt dreimal und hatte schließlich vierzehn Eizellen auf Lager. Keine zwanzig, aber für mich der kostbarste Kontostand überhaupt. Aufgefüllt unter großem körperlichen, seelischen und finanziellen Kraftaufwand. Denn auch mein Alltag mit Fernbeziehung und Job wollte trotz Hormonchaos bewältigt und gelebt werden.

Anfangs schämte ich mich sogar, als ich merkte, wie sehr mich das Thema Social Freezing und die Idee, notfalls auch ohne meinen aktuellen Partner selbstbestimmt eine Schwangerschaft zu planen, interessierten und faszinierten. Als sei es zu wählerisch, auf *den* gleichberechtigten Partner und Familienvater zu hoffen und sich das In-Seelenruhe-Zeit-Lassen, bis zum Finden des Richtigen, zu erkaufen. Aber je umfassender ich mich mit Social Freezing auseinandersetzte, desto mehr begriff ich es als einen Akt der Selbstbestimmung. Mir war zwar bewusst, dass es keine Garantie gibt, dass aus den Eizellen jemals ein Kind entsteht, aber der Eizellenvorrat nimmt den Druck aus der Familienplanung. Es entschleunigt das Thema ungemein. Vorher war ich gehetzt. Jedes einzelne „vielleicht später" meines Partners bei der Kinderfrage schmiss mich emotional aus der Bahn. Jedes Mal, wenn ich im Bekanntenkreis auf das

Thema Nachwuchs angesprochen wurde und eine Antwort schuldig blieb, empfand ich das wie einen Fingerzeig auf einen Makel. Als sei ich der personifizierte Egoismus! Karriere und Kind? Wo denkt die hin? „Man kann nicht alles haben" wurde so vielen von uns von Kindesbeinen an eingebläut und wie ein Mantra wiederholt. Warum eigentlich nicht? Wer bestimmt das? Ich will Karriere *und* Kind. Und zwar dann, wenn es am besten passt – für alle Beteiligten.

Und da war er – zum ersten Mal! Der Gedanke, dass ich es notfalls auch ohne Partner machen könnte.

4

Eizellen statt Gucci

»Die Entscheidung, Eizellen einzufrieren, mit der Option einer späteren künstlichen Befruchtung, wird nicht einfach so getroffen. Bei mir dauerte allein der Prozess der Entscheidungsfindung mehrere Jahre: Ich ließ mich ausgiebig beraten und sog Informationen zum Thema auf wie der beste Naturschwamm mit Biozertifikat. Eine Info stach hierbei aus dem Heuhaufen heraus: Die gewonnenen Eizellen unbefruchtet einzufrieren! Bei einer Trennung von meinem Partner würde ich befruchtete Eizellen nämlich nicht verwenden können. Nicht auszumalen, hätte ich diesen Rat nicht befolgt, denn – Spoileralarm – ich hatte mich nach den 3 Jahren fleißigen Eizellensammelns von dem Traum, mit meinem Freund irgendwann tatsächlich eine Familie zu gründen, verabschiedet und mich getrennt.

Ich fasste den Entschluss zum Social Freezing also wohlüberlegt. Folgende Faktoren spielten bei meinen Überlegungen für mich eine wichtige Rolle:

Das Timing

Für mich passten Kinder weder während des Studiums als Zwanzigjährige noch als dreißigjährige Berufseinsteigerin in meine Planung. Aus damaliger Perspektive stellten Kinder eine zeitliche und wirtschaftliche Belastung dar. Ich wollte erst Rücklagen bilden und in meinem Wunschberuf als Journalistin Fuß fassen. Das bedeutete, 200 Tage im Jahr nonstop als Sky-Italia-Moderatorin für den Formel-1-Zirkus unterwegs zu sein, und die restlichen 165 Tage arbeitete ich für weitere Produktionen unter anderem für ZDFNeo und Sky Deutschland. Wer dieses Pensum stemmt, hat keine Zeit, ein Kind großzuziehen. Vielmehr hätte ein Kind das abrupte Ende meiner Karriere auf unbestimmte Zeit bedeutet. Das war nicht nur meine persönliche Einschätzung, sondern noch bis vor wenigen Jahren gesellschaftlich gelernter Konsens.

Fehlende Vorbilder/Inspirationen

Bis in die 2010er-Jahre waren alleinerziehende Mütter und schwangere Moderatorinnen in der Öffentlichkeit weniger sichtbar als heutzutage oder wurden kaum wahrgenommen. Oft verabschiedeten sich TV-Moderatorinnen frühzeitig in die Babypause und verschwanden einige Zeit vom Bildschirm oder kehrten gar nicht mehr zurück. Unter Politikerinnen verhielt es sich nicht anders, doch 2017 wurde im australischen Parlament eine kleine Revolution in Sachen Sichtbarkeit von jungen Müttern losgetreten. Man hob nämlich die Regelung auf, dass Mütter zum Stillen den Sitzungssaal verlassen müssen. So war am 9. Mai 2017 die die Grünen-Abgeordnete Larissa Waters die erste australische Politikerin, die ihr Baby im Parlament stillte. „Wenn wir mehr Frauen im Parlament wollen, müssen wir die Regeln familienfreundlicher gestalten", sagte sie laut dem Sender CNN[23].

2024 gibt es die weiblichen Vorbilder, wie Moderatorin Carolin Kebekus, die für die Vereinbarkeit von Kind und Karriere einstehen und ihre Babybäuche bis wenige Wochen vor der Niederkunft in die Kamera halten. Vor knapp 20 Jahren präsentierte sich weibliches Selbstbewusstsein noch völlig anders. „Die neue Weiblichkeit" definierte 2006 die prominente Tagesschau-Sprecherin Eva Herman in ihrem Buch „Das Eva-Prinzip" und propagierte die Unvereinbarkeit von Beruf und Familie für Frauen. Quasi der Ratgeber zu einer steinzeitlichen Definition der Mutterschaft. Der mediale Aufschrei war ihr gewiss, das Buch wurde kontrovers diskutiert und führte wochenlang die Bestsellerlisten an. Mich triggerte Hermans Buch nur aus einem Grund: Es kam einer Kapitulation gleich und war nicht weniger als eine reaktionäre Absage an gesellschaftliche Veränderung und Gleichberechtigung. Für mich, die gerade ihr Volontariat beim ZDF-Spartensender Phoenix begonnen hatte und am Anfang ihrer Karriere stand, fühlte sich das alles falsch an. Auch wenn ich der Meinung war, eine Schwangerschaft hätte das Aus für meine noch junge Moderationskarriere bedeutet und mein Diplom hätte ich entweder in die Tonne kloppen oder über den Herd hängen können, fehlte es mir an einem Gegenentwurf zur konservativen Schwangerschaft, einem neuen weiblichen Vorbild. Ich fand mein Mutteridol in der RTL-Moderatorin Nazan Eckes, die ihren kugelrunden Babybauch über rote Teppiche trug und noch im siebten Monat „Dance, Dance, Dance" moderierte. Sie hatte eine bodenständige und nahbare Natürlichkeit während ihrer Schwangerschaft, die nicht nur mich ansprach. In Interviews erzählte sie offen, dass auch eine Starmoderatorin mit ihren Pfunden hadert und sich dennoch gerne schwangerschaftsbedingten Essgelüsten hingibt. In der nächsten Generation waren es junge Moderatorinnen wie Rebecca Mir oder Lena Gercke, die auch hochschwanger ihren Karriereweg unbeirrt weitergingen. Andere zu sehen, die es vormachen, löst viel in einem aus. Ob in der Moderation oder im Motorsport: Erst wenn Frauen andere Frauen auf der Rennstrecke sehen, wenn Sichtbarkeit geschaffen wird, ändert sich etwas und in der Männerdomäne findet ein Umdenken statt. Wie im Fußball, wo weibliche Moderatorinnen mittlerweile mit ihren männlichen Kollegen auf Augenhöhe arbeiten und von Sportlern aufgrund ihrer fachlichen Kompetenz geschätzt werden. Wenn Frauen in der Öffentlichkeit neue Maßstäbe setzen, dann hat dies einen erheblichen Einfluss auf die Gesellschaft. Was nur denkbar war, wird dann machbar. Es motiviert, es ihnen gleichzutun, und das bringt Veränderung. Aber Veränderung braucht Mut und Zeit, und so war es auch bei mir. Während ich diese Zeilen schreibe, wird mir bewusst, dass es bei aller Veränderung dennoch keine Vorbilder für die Singlefrau gab, die selbstbestimmt ohne Partner schwanger wurde. Zumindest erinnere ich mich nicht an ein Vorbild dieser Art. (Alleinerziehende prominente Mütter wie Madonna oder Katie Holmes sind natürlich omnipräsent, dienen aber nur bedingt zur Orientierung, da sich die wirtschaftlichen Voraussetzungen im Durchschnitt bei einer alleinerziehenden Mutter anders darstellen.) Mit jedem Vorbild, mit jeder Kollegin, die stolz nicht mit, sondern damals noch „trotz" Babybauch moderierte, mit jeder Frau, die in der Öffentlichkeit stand und eine Normalität des Themas lebte, passierte etwas mit mir. Zunächst noch unbewusst. Es war ein fließender Prozess.

Bei Männern verhält sich das mit den gelernten Rollenbildern nicht anders. Ginge es noch immer nach Eva Hermans Prinzip, wäre die Rolle des Mannes in der Nachwuchserziehung wahrscheinlich weiterhin, nach der Jagd das Kind zu züchtigen oder ihm eine Gutenachtgeschichte zu erzählen, in der alle Frauen außer Mutti Mammutschlampen sind. Die Zeiten haben sich geändert und Eva Herman ist nach Kanada ausgewandert, wo sie sich mit ihrem Leben-am-Herd-Fetisch austoben kann. Auch bei den Männern ist eine Emanzipation zu beobachten, denn immer mehr Väter nehmen ihre Rolle als gleichwertiges Elternteil an. So leitete 2022 Anton Hofreiter, meiner Meinung nach stark von der australischen Kollegin Larissa Waters inspiriert, einen EU-Ausschuss des Bundestages mit seinem damals einjährigen Sohn auf dem Schoß[24]. Auch das war ein starkes Zeichen und alle waren erleichtert, als Hofreiter das Kind nur mit dem Fläschchen stillte.

Die gesellschaftliche Entwicklung

Je normaler es wird, dass der Vater angerufen wird, wenn das Kind aus der Krippe abgeholt werden muss, je weniger Hohn und je mehr Respekt Väter für Elternzeit oder auch Teilzeitbeschäftigung von Kollegen, Freunden und dem Umfeld erhalten, desto mehr wird sich etwas in Richtung Gleichberechtigung ändern. Gleichberechtigung ist keine Einbahnstraße und auch sehr viele Frauen und Familiengerichte müssen einen Perspektivwechsel vollziehen und Väter als gleichberechtigtes Elternteil voll anerkennen und ihnen Aufgaben in der Kinderbetreuung zutrauen, die bisher eher Frauen vorbehalten waren. Dies wird idealerweise dazu führen, dass mehr

Männer ihre Frauen unterstützen, damit sie ihre Karriere mit und nicht trotz des Kindes fortsetzen und durchstarten.

Die Idee der klassischen Familie mit dem Vater als Ernährer und der Mutter, die für die Erziehung der Kinder und den Haushalt zuständig ist, wird seit Jahrhunderten gelebt und bildet bislang die Basis unserer Gesellschaft. Emanzipation und Gleichberechtigung ermöglichen zwar immer mehr Frauen eine berufliche Karriere, gehen aber häufig damit einher, den Kinderwunsch zu ignorieren oder ihn immer weiter hinauszuschieben. Denn sobald der Nachwuchs da ist, geht es wieder schnurstracks zurück zur althergebrachten Rollenverteilung. Groß war die Sehnsucht nach einer Lösung, einer Erfindung, die Tausenden von Frauen eine Schwangerschaft zum selbstbestimmten Zeitpunkt ermöglicht. Wer könnte so etwas entwickeln? Wie so oft waren es die USA, die einst mit der Erfindung der Mikrowelle den Hausfrauen mehr Spielraum im Zeitmanagement garantierten, weil Vatter abends seine Ravioli per Knopfdruck zum selbst gewählten Zeitpunkt warm machen konnte.

Seit 2010 ist Social Freezing (auch) für die karriereorientierte Amerikanerin mit zukünftigem Kinderwunsch möglich[25]. Große Firmen wie Apple und Facebook haben die Notwendigkeit früh erkannt und finanzieren mittlerweile seit 10 Jahren ihren Mitarbeiterinnen die Kryokonservierung ihrer Eizellen. Diese Firmen handeln dabei nicht nur im Interesse der Mitarbeiterinnen. Sie binden mit dieser Investition die Arbeitskräfte an ihre Unternehmen und ermöglichen den Frauen, ohne Babypausen auf dem Arbeitsmarkt zu bleiben und für Marc Zuckerberg und Tim Cook weiterhin Millionenumsätze zu generieren.[26]

Grundsätzlich war das Angebot der beiden amerikanischen Firmen an ihre Mitarbeiterinnen mit Kinderwunsch richtungsweisend, aber ist es tatsächlich zielführend? Die vom Arbeitgeber finanzierte Kryokonservierung von Eizellen nimmt den Frauen sicher den Zeitdruck von den Schultern, aber zeitgemäße Modelle seitens der Politik, die die Vereinbarkeit von Beruf und Familie für alle Arbeitnehmerinnen tatsächlich ermöglichen, fehlen nach wie vor[27]. In Deutschland unterstützt zum Beispiel die Firma Merck ihre Mitarbeiter:innen finanziell bei den Kosten für Fruchtbarkeitsbehandlungen. Der Familienstand spielt bei der Finanzierung keine Rolle.[28]

Dennoch kommt das kostspielige Social-Freezing-Verfahren einer Symptombehandlung gleich und ist nicht integrativ und lösungsorientiert. Statt für Mütter und Väter Teilzeitstellen auszubauen, Homeofficezeiten und Belegschaftskindergärten einzurichten, wird den Mitarbeiterinnen suggeriert: Wenn ihr erfolgreich sein wollt, dann könnt ihr nicht gleichzeitig Mütter sein. Damit wartet ihr besser mal, bis ihr Anfang vierzig seid. (Denn dann können wir eher auf euch verzichten.)[29]

Ebenso bedarf es einer dringenden Entbürokratisierung in Bezug auf die Einrichtung von firmeneigenen Kindertagesstätten. Was bringt der gesetzliche Anspruch auf einen Kitaplatz, wenn es zu wenig Personal und Plätze gibt oder die Einrichtung kilometerweit von Wohnort oder Arbeitsplatz entfernt liegt? Wann begreift unsere Politik, dass absolute Gleichberechtigung und Gleichstellung nur eintreten, wenn staatlich geförderte Care-Arbeit den Bedürfnissen berufstätiger Eltern lebensnah angepasst wird? Oder gibt es noch immer Ressentiments wie in den Fünfzigerjahren, als eindringlich vor „totaler Gleichberechtigung“ gewarnt wurde, denn sie könne bei der „Zwangsarbeit für Frauen in Bergwerken“[30] enden. Das waren die Worte des ersten bundesdeutschen Familienministers Franz-Josef Wuermeling[31] im Jahr 1953. Damals stand der Gleichberechtigungsartikel zwar schon im Grundgesetz, aber die Männer hatten ihre „Sakkos“ drübergeworfen[32], sprich, er wurde ignoriert und es änderte sich nichts. Wie bei dem Anspruch auf Kitaplätze. Bringt auf Papier nichts, solange Plätze fehlen, da nicht an anderer Stelle für bessere Bezahlung und mehr Wertschätzung, sprich mehr Personal gesorgt wird.

Die biologische Uhr und was Männer damit zu tun haben

Wie ich schon an anderer Stelle im Buch ausführlich berichtet habe, herrscht noch immer der allgemeine Irrglaube, viele Frauen seien bis zu den Wechseljahren fruchtbar und ein jugendliches Aussehen ließe auf hohe Fruchtbarkeit schließen.

Dieser Irrglaube resultiert aus einem Zusammenspiel vieler Einflüsse und Veränderungen. Zum einen ist die Lebenserwartung in unserer Gesellschaft dank moderner Medizin und Wohlstand rapide gestiegen, was ebenso dazu führt, dass wir uns länger fit und jung fühlen und auch so aussehen. Kosmetik und schönheitschirurgische Eingriffe gehören bei vielen zur kosmetischen Standardversorgung wie Zahnreinigung. Bei Männlein wie Weiblein ist sechzig das neue vierzig – eine irre Entwicklung, wenn man berücksichtigt, dass ein Vierzigjähriger in den Fünfzigerjahren aussah wie Sechzigjährige heute.

Zum anderen gehört die Rolle der Frau in den Wirtschaftswunderjahren der Vergangenheit an und die Zahl studierender Frauen nimmt an den Universitäten stetig zu[33]. Diese Frauen möchten direkt nach dem Studium ins Berufsleben einsteigen, das gleiche Geld verdienen[34] wie ihre Kollegen und nach der Geburt des Kindes wieder zu denselben Konditionen in ihren Job zurückkehren. In der Realität müssen Frauen aber feststellen: Eine babybedingte Auszeit bringt oft Nachteile für Beruf und Karriere mit sich. Sie verlieren beruflich den Anschluss oder die schwangerschaftsbedingte Auszeit in ihrer Karriere entpuppt sich als verlorene Zeit mit verpassten Chancen.

Durch Social Freezing können Frauen diese Schieflage in der beruflichen Chancengleichheit zwischen Mann und Frau für eine bestimmte Zeit ausgleichen. Dennoch, ohne die Unterstützung unserer samenspendenden Mitmenschen gibt es keine Gleichstellung und wir holen unsere Männer nicht ins Boot, indem wir sie verteufeln und als ignorant verurteilen. Besser wäre, bei Männern ein Bewusstsein für die Situation der berufstätigen modernen Frau und ihrer biologischen Not zu schaffen. Männer können bis ins hohe Alter Kinder zeugen. Siehe die Helden meiner Kinojugend Robert De Niro und Al Pacino, die mit über 70 noch mal Väter wurden, oder, etwas kleiner gedacht, siehe Peter Maffay, der mit 69 seinem Letztgeborenen Tabaluga vorsingen kann. Dass Frauen dieses späte Glück verwehrt bleibt, auch wenn unsere Lebensqualität steigt, muss tiefer ins Bewusstsein der Männer.

Nach meiner Erfahrung erkennen viele Männer diese „biologische Not“ von Frauen moralisch an und entwickeln eine gewisse Empathie, aber dieses Gefühl der biologischen Endlichkeit ist ein weibliches und vermutlich so wenig nachvollziehbar wie Menstruationsschmerzen oder die Vorliebe für den Film „Dirty Dancing".

Frauen können zum Mars fliegen, den perfekten Mann als KI programmieren und ein Mittel gegen Krieg und Krebs erfinden, aber ihre biologische Uhr wird sich immer nach der Steinzeit richten.

Dating mit Kinderwunsch und Dating mit Samenspenderwunsch

Wie datet man würdevoll mit Kinderwunsch? Diese Frage stellte sich mir, nachdem die Trennung von meinem damaligen Partner über den Tisch war. Bei meinem Ex hatte ich jahrelang mit meinem Kinderwunsch erfolglos auf Granit gebissen und mit der Hoffnung auf eine glückliche Wendung wertvolle Zeit verloren. Wenn wir einen völlig fremden Menschen kennenlernen, haben wir die berühmten drei Dates, um unsere Anliegen an den Mann zu bringen. Machen wir uns nichts vor, selbst für Männer mit besten Absichten sind Dates mit brennendem Kinderwunsch eine „Red Flag". Nachvollziehbar, will man doch eine anbahnende Liebelei nicht gleich mit einer festen Familienplanung unnötig belasten.

Und als wäre das nicht schon ein heilloses Unterfangen – wie und wen soll Frau daten, wenn sie weiß, dass sie nur über eine unromantische Samenspende schwanger werden kann? Wie bringt sie ihrem neuen Schwarm bei, dass selbst der längste Sexmarathon, ja sogar der Iron Man unter den Beischlafszenarien nicht ausreichen wird, um schwanger zu werden. Vielleicht ist ja Ehrlichkeit noch immer die überzeugendste Motivation: „Hey, Bock auf unser drittes Date in der Kinderwunschklinik zum Samenspenden?"

Oder muss es doch auf dem klassischen Weg passieren? Man verliebt sich, geht wieder eine Beziehung ein und riskiert, 5 Jahre später wieder am gleichen Punkt zu stehen?

Um einen Partner für eine Familiengründung unter den oben genannten Bedingungen (Social Freezing/IVF) zu finden, mussten zwei nicht zu unterschätzende Faktoren gegeben sein:

1) Zunächst durfte ich mir nicht nur vorstellen, auf Dates zu gehen, ich musste tatsächlich raus da und mich auf den familienwilligen Markt werfen.
2) Und ich brauchte Zeit. Zwei Dinge, die ich nicht erfüllen konnte, weil ich
   a) gar nicht mehr wusste, wie man datet, und
   b) keine Zeit hatte.

Daten mit akutem Kinderwunsch war für mich als schwer vermittelbarer Fall also keine Option. Es war ein Gespräch mit einer früheren Klassenkameradin, die ich bei einem Abitreffen wiedersah, welches zum Wendepunkt und Auslöser wurde, einen anderen Weg in Erwägung zu ziehen. Ihre kinderlose Ehe war vor die Wand gefahren und nun hatte sie nicht mehr viel Zeit, Mutter zu werden. Sie plante, sich mit der Samenspende eines homosexuellen Freundes künstlich befruchten zu lassen. Ich hatte jemanden gefunden, der meine Sorgen teilte und in derselben Klemme steckte, aber sein Schicksal in die Hand nahm, Nägel mit Köpfen machte und die Realität, wie sie war, an den Hörnern packte. Diese Selbstbestimmtheit imponierte mir nicht nur, sie weitete meinen Blick für ganz neue Möglichkeiten ...

Mein Entschluss

Ein neuer Partner, nur des Kinderwunsches wegen, kam nicht infrage. Das roch nach faulem Kompromiss. Erst mal müsste man einen finden, mit dem man sich ein Kind vorstellen konnte. Einfach so auf Teufel komm raus, das ist nichts für mich und davon kann ich auch nur jeder Frau abraten, egal wie groß der Leidensdruck ist. Die Wahrscheinlichkeit, dass so ein Plan zuungunsten des Kindes ausgeht und vor dem Familiengericht endet, ist meiner Meinung nach sehr hoch.

Bei einem Samenspenderkind sind Konflikte mit dem Vater oder Familienrechtsstreitigkeiten ausgeschlossen. Außerdem spricht nichts dafür, dass ein Samenspenderkind weniger Liebe durch seine Mutter erfährt als ein Kind, das auf natürlichem Weg gezeugt wurde. Und wer sagt, Kinder mit beiden Elternteilen sind grundsätzlich glücklicher? Natürlich ist ein Vater im Leben eines Kindes oft besser und identitätsstiftend. Mein Kind würde ja nicht zwangsläufig ohne Vaterfigur groß werden müssen. Mein Partner in spe würde ja vielleicht der soziale Vater meines Kindes werden. Who knows? Ich spielte jedenfalls den Gedanken, meinen Kinderwunsch von einer neuen Partnerschaft zu trennen, immer wieder im Kopf durch und es fühlte sich erstaunlich gut an. Es fühlte sich fair und stark an. Kein „Ich dreh einem ein Kind an“, kein „die Katze im Sack kaufen“, kein „mit dem Erstbesten ein Kind machen“. Und so entschied ich: Wenn ich ein Kind haben werde, dann durch eine Samenspende – entweder von einem Freund oder eben von einem Samenspender von der Samenbank.

Klar lag es vor mir: Ich würde den Weg alleine gehen. Weil es für mich und für alle Beteiligten der richtige sein würde.

Ich entschied mich gegen die ebene, gepflasterte Straße mit Partner und für den Trampelpfad mit Samenspender.

Von diesem Tag an ging es mir besser. Der Druck, schnellstmöglich einen Partner zu finden, war weg. Die Trauer, die kostbare Lebenszeit meiner besten fruchtbaren Jahre an den Falschen verloren zu haben, ließ nach und die Dating-App wurde guten Gewissens gelöscht.

Und das ist die Rechtslage[35]

- Eine Behandlung mit Spendersamen ist in Deutschland möglich.
- Eine künstliche Befruchtung bei Singlefrauen ist in Deutschland zulässig, wird allerdings nicht bezuschusst.
- Anonyme Samenspenden sind in Deutschland nicht möglich. Es ist nur die sogenannte offene Samenspende erlaubt, bei der das Kind Auskunftsrecht hat. Alle Daten bezüglich der Samenspender und der Behandlung werden für 110 Jahre zentral registriert.
- Kinder, die vermuten, durch eine Samenspende gezeugt worden zu sein, dürfen das Auskunftsrecht gegenüber dem behandelnden Arzt der Eltern geltend machen.
- Die aktuelle Rechtslage nach dem Samenspenderregistergesetz (SaRegG) vom 01.07.2018 schließt auch eine Klage des Kindes auf Vaterschaft des Spenders aus. Der Spender kann somit niemals zu Unterhalt herangezogen werden.

5

Auf der Samenbank – Vater von der Stange

» Ich muss gestehen, meine Vorstellung einer Samenbank war stark durch das Bild in den Medien geprägt. In Filmkomödien muss der Protagonist meist mit beschämt hochrotem Kopf und einem mehrfach „gelesenen“ Erotikheft sein Erbgut, beengt in einer Abstellkammer, zielsicher in einen sterilen Becher ejakulieren. Dieser würdelos anmutende Vorgang verläuft, bis auf schmerzhaft unterdrücktes Schnauben, nahezu geräuschlos. Dafür aber mit dicken Schweißperlen auf der Stirn. Außerdem wird im Kino gerne das Klischee bedient, Geldnot sei die Hauptmotivation zur Samenspende. Denn der gemeine Samenspender steht am Monatsende grundsätzlich knietief im Dispo und wenn das Flaschenpfand auch schon zu Geld gemacht wurde, bleibt ihm nur der Opfergang zur Samenbank.

Die Samenbank nimmt natürlich ungeprüft jeden Spender dankend an und verkauft sein Erbgut in Tetra-Pak-Portionen an verzweifelte Kinderlose. Darüber hinaus sind dem Samenspender edle Motive völlig fremd. So das Klischee! Aber wie bei jedem Klischee ist auch hier sicher ein Funken Wahrheit dabei. Und so ist eines ganz klar: Bevor ich den Schritt wage, muss eine fundierte Internetrecherche her.

Ich ertappe mich dabei, wie ich mir Gedanken über meinen Browserverlauf mache. Also versuche ich – recht dilettantisch – das Einzige anzuwenden, was von der Lektüre von „Big Data“ hängen geblieben ist, um den Algorithmus auszutricksen: Ich speichere als Anfangsseite die Arbeitsagentur Köln und mache mich unattraktiv für Werbewillige. Will schließlich verhindern, dass in der nächsten Redaktionssitzung plötzlich Werbung für Potenzmittel und Penisverlängerungen aufblitzt.

Es liegt Arbeit vor mir. Der perfekte Spender findet sich schließlich nicht von selbst. Ich sitze meistens nachts mit meinem Hund auf dem Bett und es hat was Verbotenes, als würde ich ein Tabu brechen: Erst vor 50 Jahren – Ende 1970 – beschloss der Deutsche Ärztetag, Samenspenden nicht mehr als standeswidrig zu betrachten[36]. Und so kam ich mir vor wie eine Möchtegernhackerin: In der Sicherheit der Nacht dem perfekten Erbgut auf der Spur.

Beim Durchforsten des Netzes merkte ich schnell: Es gibt auch hier wie bei vielem eine Unterwelt. Vor allem aus Neugierde stieß ich auf Facebook-Gruppen wie „Samenspender gesucht“[37], daneben ein Kleeblattsymbol. 4.000 Mitglieder hat die Gruppe. Ich muss gestehen, dieses Kleeblatt machte das Ganze noch skurriler. „Samenspende nach Absprache“ heißt eine andere Gruppe (irgendwie eklig) – 1.000 Mitglieder. Liest man genauer, steht hier vereinzelt „natürliche Methode erwünscht“, weil „erfolgversprechender“. Klingt wie Dating auf einem Samenspenderforum. Qualitätsnachweise? „Ich bin gesund. Weiß zumindest von keinen Krankheiten.“ Kaum zu glauben, aber das Ganze ist legal, solange die Spender nicht anonym bleiben. Dennoch, für mich war diese Unterwelt nichts. Also ab zu den offiziellen Samenbanken in Deutschland und Europa. Hier stellte ich schnell fest, dass die Realität, wie so oft, ganz anders aussieht als das Klischee: Die Zahl der seriösen, empathischen Männer, deren Anliegen es ist, ihr Familienglück an kinderlose Paare weiterzugeben, ist erstaunlich hoch. Genauso hoch wie die Ansprüche, die die Samenbanken an die genetischen Väter stellen.

Nach ausgiebiger Netzrecherche entschied ich mich für eine dänische Samenbank, nach deren strengen Auswahlverfahren nur etwa 5 % bis 10 % aller Bewerber als Spender infrage kommen. Nicht zugelassen sind zum Beispiel Spender, die einer Risikogruppe angehören oder grundsätzlich auf ein ungesundes Vorleben zurückblicken. Erbgut vom Typ Keith Richards sucht man hier also vergeblich. Potente potenzielle Spender müssen sich regelmäßig einem Gesundheitscheck unterziehen. Im Gegensatz zu Deutschland sind anonyme Samenspenden in Dänemark legal, was bedeutet, dass die daraus entstandenen Kinder nur mit Einwilligung des Spenders später seine Identität erfahren dürfen. Deshalb ist die Spendenbereitschaft in Dänemark höher als in anderen EU-Staaten[38]. Jedoch muss ich an dieser Stelle alle enttäuschen, die dem Glauben erlegen sind, man könne vom Samenspenden reich werden. Mehr als eine Aufwandsentschädigung zwischen 12 und 60 Euro darf man nicht erwarten[39].

Wer dennoch davon träumt, sein Hobby zum Beruf zu machen, der mag sich folgende Rechnung genauer anschauen: Bei einem durchschnittlichen Nettoeinkommen von 2.165 Euro müsste der deutsche Profiejakulator monatlich rund

180 Spenden produzieren. Das sind mindestens sechs Becher am Tag – sofern er die Wochenenden „durcharbeitet“. In Anbetracht dieses unmenschlichen Pensums ist auszuschließen, dass sich das Geschäftsmodell Fulltimespender durchsetzen wird.

Mittlerweile liefert die dänische Samenbank in über 80 Länder. Zur Kundschaft zählen neben klassischen Hetero- und lesbischen Paaren auch Singlefrauen mit Kinderwunsch – so wie ich. Ich meldete mich mit einem kostenlosen Konto an und war schlichtweg überwältigt, wie transparent und detailliert ich nach dem Wunschspender suchen konnte. Meine anfängliche Sorge, den Kater im Sack zu bestellen, löste sich beim Blick auf die Homepage schnell in Wohlgefallen auf. Ich fand mich sofort zurecht, denn das Auswahlverfahren mithilfe von Filtern kannte ich schon von Anbietern wie Immoscout oder Parship. Mir wurden Kinderfotos der Spender angezeigt und mit einem kostenpflichtigen erweiterten Profil war es mir möglich, aktuelle Fotos der potenziellen genetischen Väter einzusehen. Je mehr Profile ich einsah, umso mehr fühlte ich mich in meiner Vermutung bestätigt, dass hübsche Männer nicht immer schöne Kinder waren und umgekehrt!

Eine rein optische Wahl kam für mich also eh nicht infrage und umso dankbarer war ich für die Vielzahl an Details, die mir die engere Auswahl erleichterten. Körperliche und psychische Erkrankungen werden bis in die dritte Generation nachverfolgt und ausgeschlossen. Man erfährt vom Beruf bis zum IQ alles über den Kandidaten! Sogar ein psychologisches Gutachten konnte ich einsehen. Was hätten mir solche Informationen endlose Stunden sinnloser Dates ersparen können. Eine Sprechprobe und ein Beispiel seiner Schrift standen mir zur Verfügung. Es wurde nichts dem Zufall überlassen und auch genetische Übereinstimmungen anhand eines Matching-Testes ausgeschlossen. Es gab über jeden Spenderkandidaten eine psychologische Einschätzung des Charakters und in einem ausführlichen Fragenkatalog wurde wirklich alles – vom Trinkverhalten über Hobbys bis hin zu Urlaubszielen – abgefragt. Ich wusste am Ende jedes Detail über den Stammbaum des Spenders und konnte mir sogar ein Bild davon machen, welche Träume und Erinnerungen ihn in seiner Kindheit am meisten prägten. Dennoch, wie immer gibt es natürlich auch hier eine Kehrseite. Denn bei aller Fülle an Daten und Informationen würden sein Wesen, sein Charakter, seine Art immer eine Unbekannte bleiben. Bestimmte Wesenszüge würde ich eventuell erst an meinem Kind erkennen und dem Spender zuordnen.

Ich konnte mir den Wunschvater meines Kindes buchstäblich wie einen Charakter bei den Sims zusammenstellen. Körperstatur, Gewicht, Größe, globale Herkunft, Haarfarbe, Wesenszüge – am Ende fiel meine Wahl auf einen „perfektionistischen Charakter“ mit „einnehmendem Wesen“, grünen Augen und kastanienbraunen Haaren. Eine gewisse Reminiszenz an Bradley Cooper bei meiner Entscheidung ist nicht von der Hand zu weisen. Und aufgrund der absoluten Transparenz und des Gefühls von maximaler Sicherheit empfand ich in gewisser Weise ein Gefühl der Verbundenheit zum potenziellen genetischen Vater meines zukünftigen Kindes, dem Mr. Big bzw. dem Mr.-Big-Spender aus Dänemark namens Sören. Mag daran liegen, dass ich trotz Anonymität mehr über ihn wusste als über so manchen meiner Exfreunde.

Ich war geradezu schockverliebt in meine schockgefrorene Wahl und meine Bestellung von Mr.-Big-Spender landete in meinem virtuellen Einkaufskorb. Der Gesamtpreis[40] des gespendeten Spermas hängt individuell davon ab, welche Informationen man über den genetischen Vater einholen möchte, welche Qualität das Sperma haben sollte, bis hin zur bevorzugten Versandmethode. Eine postalische Lieferung tiefgefrorenen Spermas kostet je nach Qualität zwischen 60 und 600 Euro.

Am liebsten hätte ich alle meine Freundinnen angerufen und in den Hörer gebrüllt: Ich habe die fruchtbarsten Jahre meines Lebens an die falschen Typen vergeudet ... aber wie geht dieses Sprichwort noch mal? Wenn das blinde Huhn kein Korn findet, muss das Korn halt zum Huhn! Oder so ähnlich ... Egal, ich habe jetzt den besten Typen ever gefunden – einen, der ready ist und mich nicht weiter hinhält: meinen Mr.-Big-Spender!

6

Alles umsonst! Die Katastrophe

» Im Sommer 2021 war ich also frischgebackene Singlefrau mit akutem Kinderwunsch. Der Mann, von dem ich mir zu lange erhofft hatte, er würde der Vater meines Kindes werden, war nicht mehr in meinem Leben. Aber ich hatte einen Plan B und der hieß Sören. Außerdem moderierte ich auf RTL die Nachrichtensatiresendung „Topnews" und pendelte zwischen Düsseldorf und Köln. Mir ging es blendend und durch mein wöchentliches TV-Engagement wähnte ich mich wirtschaftlich abgesichert. Ich schwebte auf Wolke 7 – ein Zustand, in dem alles zu gelingen schien. Ob nun durch eine ideale Sternenkonstellation begünstigt oder einfach nur selbst hart erarbeitet, so eine Läuft-bei-mir-Phase muss man nutzen, denn sie kommt seltener als der Bus in Bad Soden. Und auf den möchte man nicht angewiesen sein. Ich dachte mir, jetzt wäre doch der richtige Zeitpunkt, einen Versuch zu starten. Eine Art Testlauf, denn es ist sehr selten, dass eine künstliche Befruchtung direkt beim ersten Mal klappt und sich die befruchteten Eizellen nach einem Transfer in die Gebärmutter einnisten.[41] Deshalb entschied ich, fünf Eizellen aufzutauen, um zu sehen, ob meine Gebärmutter flauschig genug ist, damit sich die befruchtete Eizelle in ihr einnistet. Ein Warm-up, eine Gewöhnungsübung, ein Probelauf. Noch nicht mal die Generalprobe. Alle Abwägungen, die man vor einer künstlichen Befruchtung trifft, die Zeit und die Ruhe, die man sich nimmt, um in sich zu horchen, das schien mir zu diesem Zeitpunkt nicht nötig. Ich wollte einen ersten Versuch mit dem Spendersamen starten, denn die Sterne standen gut und ganz ehrlich, ab vierzig sinkt die Wahrscheinlichkeit, dass eine IVF/ICSI beim ersten Mal klappt, sowieso rapide.[42] Außerdem hätte ich ja noch zwei weitere Versuche, da nach den ersten fünf noch neun weitere mühsam gesammelte Eizellen in flüssigem Stickstoff auf ihren Einsatz warteten.

Ich bin nicht mit dem Gedanken groß geworden, unbedingt eine Working Single-Mom zu werden. Nein, auch ich träumte davon, mit einem Partner Bambinis in die Welt zu setzen. Wenn also der holde Prinz doch noch vorstellig werden würde, hätte ich ja noch zwei Versuche für die Familiengründung. Aber wie hat Lauryn Hill schon gesagt? „Wir können das Leben nicht planen. Alles, was wir tun können, ist, bereit dafür zu sein.“ Wenn ein Rennstall einen neuen Boliden testet, machen sie das, um zu checken, was am Set-up noch nicht stimmt, an welchen Stellschrauben noch gedreht werden muss, um die bestmöglichen Voraussetzungen zu schaffen, ein Rennen zu gewinnen. So sah ich das. Meine Gebärmutter war der Bolide und ich wollte mit ihm auf die Teststrecke. Ich schrieb eine Mail an die Kinderwunschklinik in München, in der ich sie informierte, dass ich meine Befruchtungsversuche in drei Etappen plante. Zweimal fünf Eizellen und einmal vier Eizellen. Jeder Versuch zu einem Zeitpunkt meiner Wahl und für den ersten der drei Versuche war jetzt der Zeitpunkt gekommen. Ich bat um einen Termin und ein Vorgespräch mit dem Arzt des Münchner Kinderwunschzentrums, um mich über den genauen Ablauf zu informieren. Leider gestaltete sich das mit dem telefonischen Vorgespräch schwierig, denn es schien fast unmöglich, ein Telefonat mit dem Arzt in München zustande zu bringen: Entweder brach die Verbindung ab (auf der A3 gibt es offensichtlich mehr Funklöcher als Krater auf dem Mond), der Arzt war nicht erreichbar oder mir wurde gesagt, ich könne einen Termin in der Praxis machen. Im Zeitalter von Homeoffice und Videocalls eine eigenartig angestaubte Vorgehensweise. Ich hielt also die Bruchstücke unseres von diversen Funklöchern unterbrochenen Gespräches in einer E-Mail fest. Bislang hatte ich nie länger als einen Tag auf eine Rückmeldung der Kinderwunschklinik warten müssen, vor allem, wenn es um die Begleichung von Rechnungen ging. Auf eine Antwort zu meiner aktuellen Mail oder ein erneutes Telefongespräch mit meinem Arzt wartete ich vergeblich. Also rief ich in München an, um mir auf kleinem Dienstweg, zur Not von der Sprechstundenhilfe, die nächsten Schritte für mein Vorhaben, die Medikation als Vorbereitung auf den Transfer und alle Details erklären zu lassen. Doch in der Klinik herrschte offensichtlich Hochbetrieb! Zunächst war niemand zu sprechen und ich wurde mehrmals verbunden, landete wieder 20 Minuten in der Warteschleife und als ich schon auflegen wollte, war plötzlich jemand vom Labor in der Leitung. Versehen oder Zufall? Ich glaube nicht an Zufälle und was folgte, bestätigte mich: Die Labormitarbeiterin checkte meine Daten und es wurde für einen Moment still in der Leitung. Ein Räuspern und mir wurde sachlich mitgeteilt: „Ihre Eizellen sind aufgetaut." „Meine Eizellen? Sie meinen fünf Eizellen ..." „Ähm, nein, wir haben alle Eizellen aufgetaut, leider haben diesen Prozess nur fünf überstanden und jetzt warten wir, wie viele sich von den fünfen befruchten lassen. Heute ist Freitag, am Montag müssten Sie vormittags für den Transfer hier in München sein. Schaffen Sie 11 Uhr?" Ich war gelähmt wie ein Kaninchen im Licht eines Autoscheinwerfers. Nicht fähig, einen klaren Gedanken zu fassen. Ich legte auf und fühlte mich, als ob jemand mir den Boden unter den Füßen weggerissen hätte. Auf der Gefühlsskala vollzog ich einen Freiflug vom Dachgeschoss direkt in den Keller. Ich weiß noch, ich stand in meiner Maisonettewohnung und sah am Horizont die Skyline von Düsseldorf. Da war sie, die Landeshauptstadt, Metropole und Sinnbild für Erfolg. Und da war ich: ein kleines Häuflein Elend inmitten eines Scherbenhaufens oder besser in einem Schalenhaufen aufgetauter Eier. Es war, als stünde ich neben mir und würde zuschauen, wie jemand Sarah Valentina Winkhaus, der Tante von RTL Topnews, einen großen Hammer über den blonden Schädel zieht. Boing! Ich rang nach Luft und verspürte nur noch Druck, Wut, Ohnmacht und Kontrollverlust. Das gleiche Gefühl wie damals bei meiner Krise im Studium, als mir vor einer entscheidenden Prüfung alles über den Kopf wuchs. Der Druck, jetzt funktionieren zu müssen, damit sich die Mühen gelohnt hatten. In diesem Moment war einfach alles viel zu viel. Ich konnte nicht klar denken und brach in Tränen aus.

Heute weiß ich, dass ich mich da durch meine eiserne Selbstdisziplin rausgeboxt habe. Ich hatte die Wahl, mich meinem Schicksal zu fügen und liegen zu bleiben oder zu sagen: Ich akzeptiere die Situation nicht, wie sie sich darstellt, ich stehe auf und fahre nach München. Aber vorher recherchiere ich. Ich wollte die Kontrolle zurück und die bekam ich nur durch einen Plan B. Einen Plan B für den Fall, dass sich keine meiner aufgetauten Eizellen befruchten ließ oder gar noch mehr Dinge in dieser Kinderwunschklinik schiefgingen. Eventuell komplett leer auszugehen, nicht schwanger zu werden, war keine Option. Die Situation war katastrophal. Statt ursprünglich drei Versuchen blieb mir jetzt nur noch einer mit fünf Eizellen, vorausgesetzt, sie würden sich überhaupt befruchten lassen. Und der Zeitpunkt war jetzt. Ich fühlte mich der beiden Versuche, die ich irgendwann noch hätte machen können, regelrecht beraubt. Es war, als hätte jemand einen wertvollen Teil von mir, den ich in vertrauensvolle Hände gegeben hatte, achtlos weggeschmissen und sich schulterzuckend aus der Verantwortung gezogen.

Mir blieb nichts anderes übrig und so stand ich Montag um 11 Uhr bei der Kinderwunschklinik auf der Matte, bemüht, meine Stimmung auf das bestmögliche Hoch zu bringen. Natürlich hatte ich nach wie vor einen Hals auf die Klinik und die Gesamtsituation, versuchte mich aber in Optimismus. Positiv war, dass ich mit Sören von der dänischen Samenbank den idealen Samenspender für mein Kind ausgewählt hatte und sein Erbgut bereits in München vorlag. Wenigstens auf Sören und seinen Samen war Verlass. Aber: Es würde keine weiteren Versuche mit Eizellen geben, die ich von einem zukünftigen Partner befruchten lassen könnte. Es gab jetzt nur diesen einen und letzten Versuch mit dem Samen von Sören. Mein Erbgut war unwiederbringlich weg. Mit meinen Eizellen begrub ich auch den letzten Funken Hoffnung, doch noch irgendwann mit einem Partner ein Kind haben zu können. Jetzt hieß es: „Alles oder nichts“ und das Unterfangen entwickelte sich dramatisch von einem Testlauf zur einzigen und allerletzten Chance. Einer Chance mit geringen Erfolgsaussichten noch dazu. Natürlich wünschte ich mir, dass es klappen würde, wenngleich ich nach aktuellem Beziehungsstatus definitiv alleinerziehend wäre – mit allen Vor- und Nachteilen. Aber damit würde ich mich beschäftigen, wenn es so weit wäre.

Mein behandelnder Arzt war, obwohl er den Transfer machen sollte, nicht vor Ort und ich wurde von seiner Vertretung in ein kleines Behandlungszimmer gebeten, wo auf mich der nächste Schlag vor den Bug wartete. „Frau Winkhaus, die Situation stellt sich folgendermaßen dar: Wir konnten fünf Eizellen Ihres Vorrates nach dem Auftauen retten. Von diesen fünf Eizellen ließen sich leider nur zwei befruchten“, hieß es, während mir ein Schwarz-Weiß-Bild der beiden vor die Nase gelegt wurde. Mir wurde ein Vorhang gezeigt, hinter dem ich mich unten frei machen sollte. Dann könne ich mich auf den Stuhl setzen – die Ärztin würde gleich kommen.

Es war einfach viel zu krass. Erst vierzehn, dann fünf und jetzt zwei. In mir baute sich wieder dieser Druck auf. „Sarah, dein Körper muss jetzt funktionieren. Mach, dass er funktioniert. Sei entspannt“, herrschte ich mich selbst in Gedanken an und wurde nur noch angespannter. Im Halbdunkel dieses provisorisch wirkenden Behandlungsraumes suchte ich meine italienische Leichtigkeit, aber es blieb ein Grundrauschen aus Stress und Anspannung, bedingt durch die drückende Angst, alle Mühen, Kosten und Hoffnungen der letzten Jahre könnten umsonst gewesen sein. Dann ging alles ganz schnell, wie bei einem Boxenstopp: Die Ärztin trat mit einer Pipette an das Fußende meines Behandlungsstuhls und tauchte einen Augenblick vor mir ab, um mit einem knappen „So, das war's schon“ die Behandlung abzuschließen. Ich fragte noch, ob ich für einen Moment liegen bleiben sollte, aber das war nach Einschätzung der Ärztin nicht nötig. Ich wurde aufgefordert, mich wieder anzuziehen, und saß nach einer halben Stunde schon wieder im Zug von München nach Düsseldorf. Denn am nächsten Tag hieß es für mich arbeiten und mit den Comedians und Redakteuren die Sendung vorbereiten. Irgendwie stand die ganze überstürzte Aktion in München unter keinem guten Stern und ich fragte mich, ob die Kinderwunschklinik für ihren katastrophalen Fehler einstehen würde. Hatte ich Aussichten, den entstandenen Verlust von neun Eizellen erstattet zu bekommen? Und selbst wenn, wie bemisst man bitte den Wert einer Eizelle? Jede finanzielle Erstattung würde sie mir nicht zurückbringen. Würde ich mich noch mal einer Hormonbehandlung unterziehen wollen? Würde ich noch mal die seelischen, körperlichen und finanziellen Strapazen stemmen können? Und wenn ja, könnte ich überhaupt noch brauchbare Eizellen gewinnen?

Ich fühlte mich von der Kinderwunschklinik in München auf Deutsch gesagt verarscht und nicht für voll genommen. Das alles fühlte sich auch Tage später falsch an. Ich kam mir verraten und verkauft vor, meine Seele war so aufgewühlt, als wenn jemand darauf rücksichtslos einen Stepptanz vollführt hätte. Dennoch notierte ich den Termin für meinen Schwangerschaftstest, der in 10 Tagen anstehen würde, dick im Kalender und hängte die Schwarz-Weiß-Kopie meiner Zellhaufen an den Kühlschrank. In 10 Tagen würde Klarheit herrschen, ob sich die befruchteten Eizellen in meiner Gebärmutter tatsächlich eingenistet hatten. Doch eigentlich war der Test unnötig. Ich wusste, wie gering die Chancen beim ersten Versuch stehen, und ich spürte, da passiert nix. Die nisten sich nicht ein. Ich konnte keine mentale Verbindung zu meinem Körper aufbauen, als gehöre alles vom Bauchnabel abwärts nicht zu mir. Auch die Tatsache, nur noch diesen einen Versuch mit Sörens Genen zu haben, machte mich absolut fertig. Das Gefühl von Kontrollverlust ließ unter keinen Umständen Raum für Entspannung oder gar positive Energie. Stattdessen stresste ich meinen Geist mit hysterischem Kopfkino und meinen Körper mit einer zehnstündigen Gurkerei im ICE von Düsseldorf nach München und zurück, um ihn am nächsten Tag wieder vor eine Fernsehkamera zu zerren. Ich glaube, so ein Stress geht auf keine Gebärmutterhaut, und wäre ich eine befruchtete Eizelle, ich hätte in diesem Chaos auch nicht einziehen wollen. Mein Körper signalisierte mir in Form von Unterleibsschmerzen, dass ich nichts zu erwarten hatte und ohne meine vierzehn Eizellen wieder bei null stand. Der Besuch beim Frauenarzt bestätigte mein Gefühl. Der Schwangerschaftstest fiel negativ aus und mein gesamtes Erbgut war weg. Was tun? Auf der einen Seite war ich als Moderatorin auf dem Höhepunkt meiner bisherigen Karriere angekommen und total happy, das Gesicht von RTL Topnews zu sein, einer Sendung, die ich selbst entwickelt und aufgebaut hatte. Auf der anderen Seite war mein privates und emotionales Leben an einem absoluten Tiefpunkt. In einer Mischung aus Trauer, Wut und Trotz konnte und wollte ich diese Schieflage nicht akzeptieren.

Ich stand an einer Kreuzung. Gehe ich den Weg noch mal? Oder nehme ich mein Schicksal an? Nutze ich die Zeit, um von vorne anzufangen? Hormone, Geld, Hoffnungen und mögliche Enttäuschungen in Kauf nehmend, um neue Eizellen zu gewinnen? Oder erkundige ich mich und hole mir rechtlichen Beistand, um zu sehen, ob ich die Klinik zur Verantwortung ziehen kann? Diese Entscheidungen zu treffen ist schwer – ohne Partner an deiner Seite umso mehr. Ich und meine Eizellen wurden nicht jünger. Hatte ich zu lange mit allem gewartet? War die Münchner Eizellenkatastrophe so etwas wie Karma? War ich bei meinem Partner zu wählerisch gewesen? War es falsch, darauf zu warten, bis ich den Mann treffe, mit dem die Elternschaft auf Augenhöhe machbar wäre? War ich zu selbstsüchtig und egoistisch gewesen?

Nachdem ich mich tagelang in Selbstzweifeln und Selbstmitleid gebadet hatte, beschloss ich, mich der Sisyphosaufgabe noch mal zu stellen, und tat, was ich als TV-Journalistin gelernt hatte: Ich recherchierte, und zwar in *alle* Richtungen. Sogar über Leihmutterschaften, für den Fall, dass schwangerschaftstechnisch bei mir überhaupt nichts mehr möglich wäre. Leihmutterschaften sind eine sehr teure Angelegenheit und der Vorgang oft aufreibend. Dennoch wollte ich jede Option einmal durchdacht und recherchiert wissen. Vor Februar 2022 waren die meistfrequentierten Leihmutterschaftskliniken in der Ukraine. Mit der Hilfe eines russischsprachigen Freundes nahm ich Kontakt mit einer Klinik auf und informierte mich über Kosten und den genauen Ablauf einer Leihmutterschaft. Ich hatte zu diesem Zeitpunkt so viel Vertrauen in meine Gebärfähigkeit wie ein Schalke-Fan in die nächste Meisterschaft. Ich war komplett verzweifelt, mein Zeitvorteil, das, worum es mir die ganze Zeit ging, war weg und es stand in den Sternen, ob in mir je noch mal neue Eizellen heranwachsen würden.

Bei meinen Recherchen stieß ich auf einen griechischen Arzt, der zuvor in Deutschland und Österreich tätig gewesen war und mittlerweile in Athen eine Kinderwunschklinik aufgemacht hatte. Ich weiß noch, wie ich mit Folie im Haar in Köln beim Friseur saß und in der Wartezeit vor der Tür das erste Mal mit der Athener Klinik telefonierte: Nach 2 Sekunden hatte ich eine deutschsprachige Frau an der Strippe und von da an ging's nur noch bergauf. Die Kommunikation funktionierte hervorragend, man nahm sich Zeit für meine Fragen und Sorgen und in mir keimte Hoffnung. Mein Aktionismus hatte mir geholfen, aus meinem Tief herauszukommen und meinen Traum, Eltern zu werden, weiterzuverfolgen. Für mich stand also fest: Athen, ich komme!

7

Konkurrenz für Mr.-Big-Spender

»Als ich beschloss, mein Umfeld in meine Single-Kinderwunschpläne einzuweihen, machte ich mich auf das gesamte Spektrum der möglichen Reaktionen gefasst. Moralische Standpauken, allgemeines Unverständnis, betretenes Schweigen, hysterische Tränenausbrüche bei denen, die mich immer in einem Hochzeitskleid sehen wollten. Ich war gefasst auf verzweifelte Stoßgebete gen Himmel aufgrund meiner drohenden Exkommunikation bis hin zum Entmündigungsantrag. Überrascht haben mich die vielen Solidaritätsbekundungen von anderen Frauen, womit ich aber nie im Leben gerechnet hatte, waren Solidaritätsbekundungen in Form von Samenspenden! Es gab tatsächlich Männer und auch eine Frau, die mir und meinem Geldbeutel eine teure Bestellung bei einer Samenbank ersparen wollten und mir ihr Erbgut „aus eigenem Anbau" offerierten. Damit waren keine Angebote zum Beischlaf oder One-Night-Stands gemeint, sondern mehr oder weniger handfester Support von Menschen, die mir auf unorthodoxem Weg helfen wollten. Na ja, völlig selbstlos ist so ein Angebot nie. Mann fühlt sich auch ein bisschen geschmeichelt, wenn Frau sein Erbgut zur Reproduktion als würdig erachtet und ihn so in seiner Vollkommenheit bestätigt. Außerdem wäre die Dankbarkeit der Frau nicht größer, hätte der Mann ihr eine Niere überlassen – doch sind Aufwand und Risiko bei einer Samenspende für ihn vergleichsweise überschaubar. (Vorausgesetzt, der Spender ist nicht der rechtliche Vater, hat also die Vaterschaft nicht anerkannt.)[43] Man kann im Großen und Ganzen bei dieser Vereinbarung von einer Win-win-Situation sprechen, wobei das Kind immer als Sieger hervorgehen muss!

Eine etwas andere Win-win-Situation schwebte meinem Paketzusteller Giuseppe vor. Seit meinem Einzug hatte ich mich mit dem fastpensionierten Süditaliener väterlich angekumpelt. Vielmehr hatte er mich gefühlt adoptiert und äußerte bei jedem von mir angebotenen Espresso-an-der-Türe-Plausch sein Bedauern und Unverständnis für mein Dasein als Singlefrau „in die beste Jahre, Mamma mia!". Meist gefolgt von einem wild gestikulierend vorgetragenen Monolog: „Wie kann so eine Frau wie du, Sarah Valentina, ohne Mann und ohne Kind ganz alleine lebbe! Das isse eine ... Sünde vor Gott! Willste du enden wie Giorgia Meloni mit die Mundwinkel auffe die Boden?" Für ihn war eine Frau ohne Mann das ärmste Geschöpf auf Erden, das – in meinem Fall – nur auf eine Weise gerettet werden konnte. Nämlich durch eine Hochzeit mit Giuseppes Sohn Andrea! Es verging keine Paketübergabe, bei der Giuseppe nicht auf seinem Smartphone den SSC-Neapel-Bildschirmschoner mit großer Geste wegwischte und mir in seinem Fotoalbum die neuesten Fotos seines adipösen Erstgeborenen präsentierte. Andrea am tyrrhenischen Strand beim Eisessen. Andrea im Stadion mit einer Familienportion Tiramisu. Andrea zur Abwechslung ohne was zu essen, dafür mit gegnerischen Juventus-Fans und es gibt Backpfeifen. Andrea, wie er das Gebäude der Carabinieri verlässt und eine Bäckerei ansteuert. Andrea in der heimischen Küche beim Pastaessen. Im Hintergrund seine Mama, die gerade neues Pastawasser für Andreas Nachschlag aufsetzt. „Das ist seine Mama, meine Frau. Sie ist eine *cuoca eccellente*. Kannst du kochen, Sarah Valentina? Andrea braucht viel Energie. Er wächst noch." Dazu kamen unzählige Dateien mit abfotografierten Kinder- und Babyfotos von Andrea. Jedes zweite Foto bedachte Giuseppe mit einem dicken Kuss auf sein Display. „Du, Sarah, hast einen Mann wie Andrea verdient! Ihr hättet so schöne Bambini! Fünf mindestens! Bamm, Bamm, Bamm. Du willst doch Kinder!" Natürlich war es lieb von ihm, mir seinen 15 Jahre jüngeren SSC-Fan-Sohn Andrea zu versprechen. Sehr lieb sogar. Aber es hatte von Anfang an keine Zukunft und ich war Giuseppe die Wahrheit schuldig. „Ich suche keinen Mann. Ich suche einen Samenspender für eine künstliche Befruchtung." Giuseppe glitt seine leere Espressotasse aus der Hand und wurde sanft von meiner Türmatte aufgefangen. „Und ich habe sogar schon einen geeigneten Spender gefunden. Bei einer dänischen Samenbank." Giuseppe machte einen wankenden Schritt zurück und schaute mich mit leerem Blick an. Ich hatte offensichtlich mit einem Satz sein gesamtes Weltbild ins Wanken gebracht. Verständlich. Wir Italiener sind erzkatholisch. Die Frau ist die Mama und ohne Papa keine famiglia. Was ich ihm da über eine Samenbank erzählte, würde in seiner Gemeinde vermutlich nur mit Fegefeuer zu behandeln sein. Giuseppe schaute mich gekränkt an. „Du bestellst Samen von eine Däne? Sarah Valentina, um Gottes willen! Doch nicht von eine Däne! Die Dänen ware einmal Europameister, Italien viermal Weltmeister! Dänen sind noch langweiliger als ein deutscher Hans. Sarah, ich spreche mit Andrea. Bevor du dänische Fischlaich bestellst, bekommst du beste italienische Kaviar. Sarah, enttäusch mich nicht! Capisci?“ Nun fiel meine Espressotasse auf meine Türmatte, woraufhin Giuseppe und ich verabredeten, aus Rücksicht auf unsere Freundschaft nie wieder meine Nachwuchsplanung zu thematisieren. Im Gegenzug habe ich Andrea einen Tinder-Account auf Giuseppes Handy eingerichtet, mit dem sein Vater für ihn in Deutschland auf Brautschau gehen kann. Ich denke, so war es für uns drei eine Win-win-Situation, mit der alle leben konnten.

Dass sich mehr Frauen als Männer mit meiner Idee solidarisierten, liegt in der Natur der Sache. Kuriose Offerten, wie die von meinem Paketboten Giuseppe, bildeten aber eher die Ausnahme. Und ich möchte hinzufügen, alle Angebote kamen völlig unerwartet. Ich schwöre beim heiligen Anti-Müller, ich habe nie auf Dritte auffallend verzweifelt gewirkt oder bin gar mit dem Spendensammelbecher durch meinen Freundeskreis getingelt. Für mich stand fest – erst recht nach der Katastrophe in München: Sollte ich keinen geeigneten Partner für die Gründung einer Familie haben, würde ich mir ein weiteres Mal über eine Samenbank einen Erzeuger suchen. Von diesem Plan erzählte ich auch meinem Kommilitonen Thomas, den ich nach weit über 10 Jahren zum Fußballgucken wiedertraf. Er war auf der Durchreise in Düsseldorf und wir verabredeten uns in einem Biergarten zum Finale Italien gegen England anlässlich der 2021 nachgeholten UEFA-Euro 2020.

In Passau war Thomas so etwas wie der große Bruder unserer Mädchen-WG. Wann immer wir bei Umbauaktionen kräftemäßig an unsere Grenzen stießen oder schlichtweg keine Lust hatten, sechs Wasserkästen in die Wohnung zu schleppen, stand Thomas bereit. Falls ihr denkt, „der arme Thomas hat sich doch sicher Hoffnungen bei den Mädels gemacht und die beiden haben sein Zutrauen schamlos ausgenutzt" – nichts von alledem traf zu. Thomas war weder mein Typ noch der meiner Mitbewohnerin und umgekehrt passten wir zwei Landeier auch nicht in das Beuteschema von Thomas, dem smarten dunkelhaarigen Checker aus der Hauptstadt. Dennoch forderte Thomas für seine Hilfsdienste Gegenleistungen. Meistens dann, wenn er ahnte, dass wir in der WG zu Mittag gekocht hatten. Meine Mitbewohnerin Ha-Na hat koreanische Eltern, zusammen mit meinen italo-deutschen Wurzeln brachten wir immer ein abwechslungsreiches internationales Menü zustande. Er rief dann bei uns an, nur um sich zu erkundigen, ob und wenn ja, was bei uns auf dem Herd brutzelte. Wenn unser Mittagessen seinem Gaumen zusagte, legte er meist direkt auf und es dauerte keine 2 Minuten, bis Thomas in unserer Küche stand. Unter dem Arm eine große Schüssel, in die er das noch dampfende *Ragù alla bolognese* hineinschaufelte. Thomas kam immer direkt auf den Punkt, ohne Umschweife, und das mit einer entwaffnend herzlichen Art. Eine Mischung, die ihn für manche Frauen unwiderstehlich machte und viel zu häufig mit Thomas Unvermögen kollidierte, seine parallel laufenden Liebschaften terminlich und räumlich zu koordinieren. Was dazu führte, dass Ha-Na und ich ihm das ein oder andere Mal mit geflunkerten Alibis aus der Patsche helfen mussten, damit

Thomas nicht drohte, auf dem Passauer Residenzplatz von einer Horde gehörnter Erstsemesterinnen gevierteilt zu werden. Aus feministischer Sicht war das von uns Mädels alles andere als loyal gegenüber Thomas betrogenen Liebschaften, aber er bekam seine gerechte Strafe und wurde von uns zur kompletten Renovierung unserer WG-Küche und dem Badezimmer verdonnert. Thomas hat dennoch eine gewisse Tiefe und er gehört zu den wenigen Leuten, mit denen man auch mal schweigen und den Moment genießen kann, ohne zu denken, man müsse den anderen bespaßen. Ich konnte mit ihm immer offen reden und ausgiebig diskutieren. Seine direkte Unverblümtheit war im Gespräch nicht immer angenehm, dafür aber zielführend, analytisch und sie half mir oft bei Entscheidungsfindungen. Thomas stellte immer die richtigen Fragen. Fragen, die in meinem Interesse waren und die ich nur beantworten konnte, wenn ich hundertprozentig ehrlich zu mir war. So ein bisschen wie ein Yogi. Ich hoffe inständig, Thomas kommt nie auf die Idee, eine Sekte zu gründen. Seine Anhängerinnen würden ihn auf kurz oder lang lynchen, denn die Passauer WG kann ihn nicht mehr retten. Die gibt es schon lange nicht mehr. „Genau genommen gibt es die WG seit fast 17 Jahren nicht mehr. Das heißt, wir sind alt!", lachte ich und stieß mit Thomas auf unser Wiedersehen an. Es war erstaunlich, wie gut wir uns sofort wieder verstanden. Als würden wir ein Gespräch aufgreifen, das wir gestern kurz unterbrechen mussten, dabei war bei jedem von uns eine Menge passiert. Wir fremdelten kein bisschen, sprachen sofort über Gott und die Welt und landeten schon bei der Vorberichterstattung des Spiels beim Thema Kinder. Thomas hatte sich seine Art bewahrt und weil er es offenbar nicht anders wollte, klagte ich ihm mein Leid über die „Stand-by-Falle“, in der ich jahrelang für meinen Freund gehockt hatte, und ich erzählte ihm auch von unserer Trennung. „Mein Kinderwunsch war lange total von der Entscheidung meines Freundes abhängig. Solange er keinen Bock auf Kinder hatte, waren mir die Hände gebunden und ich hätte wahrscheinlich gewartet, bis ich vollends verdorrt wäre.“ Thomas hörte mir zu und tat dann das, was ich an ihm so schätze. Er stellte die analytischen Fragen: „Was hätte denn der Gamechanger sein sollen? Was hätte deinen Ex dazu bewegen können, zu sagen ‚Lass uns jetzt ein Kind machen‘? Was hätte ihn davon abhalten sollen, weiterhin nach Ausreden zu suchen?“ Stimmt, Ausreden gab es in dieser Zeit genügend: die Coronakrise, die Wirtschaftskrise, die Capitol-Krise, die Schalke-Krise, irgendwann hätte er Wärmepumpen-Depressionen und Lauterbach-Lethargie entwickelt – die Liste der Ausreden war, wie die Symptome der Männergrippe, endlos fortsetzbar. Thomas traf wie immer den Nagel auf den Kopf und bestätigte mich: Meine viel zu lang hinausgezögerte Trennung war das einzig Richtige gewesen. Es gab nichts, was meinen Partner hätte umstimmen können.

Ich weihte Thomas in meinen Plan ein, mein Schicksal nun selbst in die Hand zu nehmen und alleine Mutter zu werden. Und zwar mit dem Samen von Mr.-Big-Spender Sören von der dänischen Samenbank. „Was für ein Blödsinn! Als ob du, gerade du, hier keinen geeigneten Spender finden würdest. Das wäre eine Unterlassungssünde! Ein Spender aus Skandinavien. Wie kompliziert willst du es dir noch machen?“ Thomas redete sich förmlich in Rage. „Außerdem hat es ja bei dem einen Versuch im Katastrophen-München mit dem Dänen nicht geklappt. Keine gute Performance. Willst du wirklich beim Restart einen völlig unbekannten Samen-Sören zum Erzeuger machen? Dann stell ich mich lieber zur Verfügung." Thomas sah mich mit entschlossenem Blick und geschwellter Brust eindringlich an. So eindringlich, wie er es nur nach dem dritten Weizen kann. Ich musste lachen. Da war er wieder, der edle Ritter mit dem wertvollen Gut in seinem Säckle. Der Genpoolgönner. „Thomas, du weißt schon, dass eine Samenspende nichts mit Beischlaf zu tun hat und unsere Freundschaft das auch nur aushalten würde, wenn du bereit wärst, einem Date mit einem Becher zuzustimmen. Wärst du das?" „Sarah, so wahr ich hier sitze", verkündete Thomas und bestellte sein viertes Weizen.

Wir wechselten das Thema und genossen den Abend. Italien gewann vier zu drei nach Elfmeterschießen und war Europameister – als ich freudetrunken im Autokorso meine Italienflagge schwenkte, fühlte ich mich so, als wäre ich eine Runde weitergekommen. Natürlich nahm ich Thomas bierseliges Spenderangebot nicht ernst, aber für mich hatte das Gespräch mit ihm zu einer Erkenntnis geführt: Ich konnte den Weg zur Schwangerschaft tatsächlich allein gehen. „Nichts ist unmöglich, Toyota", erklang es in meinem Kopf mit der Italienhymne im Duett. Befreit nahm ich einer frustrierten Zukunfts-Sarah den Wind aus den Segeln. Es würde keine Sarah geben, die sich Vorwürfe macht und mantraartig runterbetet: „Was wäre gewesen, wenn?" Wäre, wäre, Fahrradkette, wie ein berühmter deutscher Sportphilosoph richtig einschätzte. Durch das Gespräch mit Thomas fühlte ich mich bestätigt. Am nächsten Morgen setzte ich mich direkt an den Laptop. Ich würde meinen aktuellen Anti-Müller-Wert bestimmen lassen – denn ich war nun bereit, mich noch mal auf das Spiel einzulassen. Als ich gerade online den Termin zur Analyse bei meinem Frauenarzt in Düsseldorf machen wollte, summte mein Handy zweimal kurz auf. Thomas schrieb mir über Whatsapp. „Danke für den schönen Abend. Hey, ich meinte das übrigens ernst. ☺" „Jaja, du Superspender. 😉 Bis bald!", antwortete ich, legte das Handy zur Seite und klickte am Laptop auf „Termin vereinbaren".

Ein paar Tage nach dem Termin wartete ich sehnsüchtig auf die Ergebnisse der Bestimmung meines Anti-Müller-Hormon-Werts. Es hatte etwas von dieser Sehnsucht, die einem als Teenie in einer fernen handyfreien Ära das Herz zerspringen ließ, wenn man auf eine Postkarte des auf Malle urlaubenden Geliebten wartete – der Beweis seiner unabdingbaren Treue! Jeden verdammten Tag lief ich die Stufen hinunter und schaute im Treppenhaus in den Briefkasten. Diesmal musste doch was dabei sein! Rechnung, Werbung, Rechnung, Werbung, doch was war das? Der Brief eines Urologen aus Düsseldorf? Hä? Das machte keinen Sinn. Ich öffnete den Brief und fand ein sehr detailliertes Blutbild, nein, Moment mal ... Spermiogramm!?! Hektisch überflog ich das Blatt auf der Suche nach meinem Namen. Wo stand Sarah Valentina Winkhaus? .... Nirgendwo. Aber dann las ich Thomas Namen. Was hatte der Name meines Kommilitonen auf der Analyse meiner Hormonwerte zu suchen? ... Ach, krass. Thomas hatte tatsächlich seinen Worten Taten folgen lassen: Er wollte, dass sich unsere Genpools zusammentaten! Thomas war ein Held und ich fühlte mich in meiner Menschenkenntnis bestätigt. Wir hatten noch immer ein gutes Vertrauensverhältnis, das auch nach 14 Jahren nicht an Wert verloren hatte. Obwohl wir keine engen Freunde waren, wusste ich, er ist jemand, der zu seinem Wort steht und auf den Verlass ist. Kein Labersack, der einem nur schmeicheln will, weil er sich davon einen Vorteil erhofft. Während ich das Blatt ein viertes oder fünftes Mal überflog, kamen mir die Worte in den Sinn, die Thomas mir zum Abschied hinterhergerufen hatte: „Du hast halt immer aufs falsche Pferd gesetzt!" Ich musste mich erst mal im Treppenhaus auf die unterste Stufe setzen. Ich war komplett überrumpelt. Ich dachte nur: Der arme Sören in Dänemark. Was mach ich denn jetzt mit dem? Meinem Mr.-Big-Spender? Ich hatte komplettes Hirngulasch und konnte meine Gedanken nicht unter Kontrolle bringen. Ich war von Thomas selbstlosem Freundschaftsbeweis so berührt, dass meine Entscheidung für Sören stark ins Wanken geriet. Plötzlich stand ein alternativer Spender im Raum. Und ich kannte ihn besser, als ich Sören glaubte zu kennen. Klingt kompliziert, war es auch. Was macht eine Frau in so einem Fall? Was hätte Bridget Jones in meinem Fall gemacht? Richtig! Eine Pro-und-Contra-Liste, und zwar für jeden von beiden. Eine für Sören und eine für Thomas.

Ich stürmte die Stufen hoch in meine Wohnung und setzte mich sofort an meinen Rechner. Was spricht für den anonymen „gläsernen" Spender wie Sören, den Mr. Right aus Dänemark, und was spricht für Thomas, die Person, die du seit über 20 Jahren kennst und der du vertraust? In meinem Kopf hörte ich Susi, die Stimme von Herzblatt, meine Worte nachäffen. „Na, Sarah, wer soll denn nun dein Spermakönig sein?" „Halt die Klappe, Susi, ich muss jetzt schreiben", herrschte ich die Stimme in meinem Kopf an. Ich schrieb und schrieb und schrieb.

PRO SÖREN

- Hat einen 1a-Stammbaum. Ich weiß alles über seine Eltern, Großeltern und Geschwister.
- Ich kenne jeden einzelnen Bildungsgrad der gesamten Familie und weiß, welche Erbkrankheiten ausgeschlossen werden können.
- Ich kenne Sörens EQ (Emotionale-Intelligenz-Quotienten) und der ist hoch!
- Ich habe grafische Erhebungen über seine Empathie, über seine Selbstmotivation, seine Selbstkontrolle und sein Selbstwertgefühl. Ich weiß alles über seine interpersonellen Skills, seinen Optimismus. Der Typ ist perfekter als George Clooney 1997 und empathischer als Mitri Sirin am frühen Morgen! Als Partner wäre mir das fast zu perfekt! Aber ich will ihn ja nicht heiraten, ich will nur seinen Genpool.
- Man kann zwar keine finanziellen Ansprüche an Sören stellen, aber im Gegenzug verzichtet Sören auf jedweden Kontakt oder Erziehungsansprüche und bleibt anonym[44]. Es herrschen klare Verhältnisse und die sind allen Verhältnissen vorzuziehen, bei denen der Vater seiner Unterhaltspflicht nicht nachkommt oder den Umgang nur sporadisch wahrnimmt und das Kind leidtragend ist.
- Es gibt keinen Kontakt und keine Verbundenheit. Sören kann nicht durchdrehen oder sich in mich verlieben oder mit alternativen Erziehungsmethoden um die Ecke kommen.
- Diskretion. Keiner kennt Sören und keiner beurteilt ihn außer mir. (Hab ich zuvor auch noch nie gehabt!)
- Ich musste Sören nicht dazu überreden, sein Sperma in einen Becher zu spenden.

- Sörens Sperma wird schockgefroren und in der Qualität geliefert, die die Kinderwunschklinik braucht. (Notiz an mich: Was bedeutet Gefrierbrand eigentlich auf Dänisch? Recherchieren!)
- Die emotionale Seite fällt weg. Das kann vieles deutlich vereinfachen!

CONTRA SÖREN

- Die emotionale Seite fällt weg. Das kann vieles deutlich erschweren!
- Er hat bei meinem einzigen und letzten Versuch in München kläglich versagt.
- Du hast keine zusätzliche Hilfe und Entlastung durch den Vater, der den Umgang regelmäßig wahrnimmt. Aber das ist nun mal part of the deal.
- Du wirst nie den Spender persönlich treffen und Ähnlichkeiten beim Kind feststellen. Part of the deal.
- Wir teilen keine Vergangenheit, keine Erinnerungen und der Mensch Sören würde in unserem Leben keine Rolle spielen. Schade, aber alles eine Frage der Perspektive. Manch eine wäre sogar glücklich, wenn der Partner aus ihrem Leben verschwinden würde.
- Das Match zwischen uns war weder sexuell noch geistig und vor allem war es einseitig. Klick hat bei mir nur die Maus gemacht, als ich für Sörens genetische Informationen überwiesen habe. Aber hätte ich Romantik gesucht, wäre ich sicher nicht auf die Idee gekommen, auf einer dänischen Samenbank fündig zu werden.

PRO THOMAS

- Man kennt sich und teilt Erinnerungen aufgrund einer langen Freundschaft. Das ist in meiner Welt mehr wert als Diamantene Hochzeit!
- Man kennt den Charakter des anderen und dessen Wirkungen auf einen, weiß genau, wem man zum Beispiel die Sturheit oder andere schrullige Eigenschaften des Kindes in die Schuhe schieben kann.
- Wenn mal etwas Gesundheitliches ist, hat man das zweite Elternteil. Thema Organspende. (Notiz an mich: Sein Herz kann er behalten.)
- Wenn mir was passiert, würde Thomas sich um das Kind kümmern. Das ist ungemein beruhigend und das kann mir kein Sören der Welt bieten.
- Man weiß immer, an wen einen die Augen des Kindes erinnern, und kann für das Kind Identität schaffen. Kurz: Papa ist 'ne Bank.

CONTRA THOMAS

- Man würde es nicht offiziell machen. Weil die wenigsten Leute das verstehen würden. Der gesellschaftliche Aspekt ist nicht zu unterschätzen. Auch der Beziehungsstatus.
- Thomas Beziehungsstatus: Er ist in einer Beziehung. Seine Freundin würde durchdrehen, wenn sie davon erfahren würde, und das Kind hätte dann vermutlich keinen Vater mehr.
- Wie macht man das juristisch? Würde sich Thomas damit wirklich zufriedengeben, die Vaterschaft nicht anzuer-

kennen? Wäre das aber nicht sehr seltsam und dem Kind gegenüber schwierig? (Notiz an mich: Richter Alexander Hold gucken.)

- Wie würde ein neuer Partner an meiner Seite reagieren? Wäre da immer eine gewisse Konkurrenz gegenüber Thomas? Eindeutig ja, weil Thomas sein Mundwerk nicht halten kann.

Jetzt saß ich da und mein Blick schweifte immer wieder zwischen Pro und Contra und von Thomas zu Sören und umgekehrt. Ich wusste nicht, was ich tun sollte. Es war wie eine Entscheidung zwischen Kopf und Bauch und keine der beiden fühlte sich richtiger oder falscher an. Nur eins war in diesem Moment so eindeutig wie ein Schwangerschaftstest: Die Entscheidung, wer der Vater meines Kindes sein sollte, musste ich ganz allein treffen. Und es gab momentan ja auch keinen „Wenn sich zwei streiten, freut sich der Dritte", denn Fakt war: Ich war wieder Single und ein neuer Partner nicht in Sicht. Nicht mal die Susi-Stimme von Herzblatt wollte mir noch helfen. Sie war nicht mehr in meinem Kopf und vermutlich schon lange mit dem Herzblatthubschrauber abgehauen. Für wen sollte ich mich entscheiden? Thomas oder lieber doch Sören?

8

Athen – Eine neue Hoffnung

» Ich hatte also entschieden, meinen Weg zum Baby mit der Athener Kinderwunschklinik an meiner Seite weiterzugehen. Zum Glück kannte ich Athen gut. Vor einigen Jahren hatte ich dort eine Beziehung gehabt und deshalb viel Zeit in der griechischen Metropole verbracht. Mit dem damaligen Freundeskreis stehe ich bis heute in Kontakt, daher war diese Stadt als Neuanfang in Sachen Nachwuchsplanung für mich geradezu perfekt und es fühlte sich ein bisschen an wie nach Hause kommen. Eulen braucht man bekanntlich nicht nach Athen zu tragen, aber von Eizellen hat niemand etwas gesagt.

Mittlerweile stand ich mit der Kinderwunschklinik in ständigem Austausch. Wie sollten die nächsten Schritte aussehen? Mein Eizellenvorrat war auf null – mein Erspartes dahin und ob meine Sendung auf RTL weitergehen würde, stand in den Sternen. Meine Bilanz war niederschmetternder als die der aktuellen Ampelregierung. Ich hatte zu viel Zeit verschwendet und viel zu lang gebraucht, um mich aus einer ungesunden Beziehung zu lösen. Mein Projekt „Ich werde Eltern" drohte grandios zu scheitern. Dennoch hatte ich mich nach der Münchner Katastrophe wieder gefangen, blickte nach vorne und plante den Neuanfang. Alexandra, meiner Ansprechpartnerin in der Praxis in Athen, konnte ich über Whatsapp Fragen hinterlassen, die sie immer zeitnah und kompetent beantwortete. Sie war Assistentin des Chefarztes und meine persönliche Q&A-Beauftragte. Sie gab mir die Sicherheit, in „meinem Team" zu sein, und wir wechselten schnell vom Sie zum Du. Ich hatte vollstes Vertrauen zum gesamten Personal der Kinderwunschklinik aufgebaut. Es konnte wieder losgehen. Bei meinem Frauenarzt in Deutschland waren seit dem Wiedersehen mit Thomas mehrere Untersuchungen gemacht worden und siehe da: Meine Werte samt dem Anti-Müller-Ich-versau-dir-alles-Hormon waren auf meinem persönlichen Rekordniveau – immer noch grottenschlecht, aber für mich persönliche Bestmarke! Auf Anraten meines Frauenarztes begann ich, täglich Folsäure zu mir zu nehmen. Ich optimierte meine eh schon vitaminreiche Ernährung und zog mein tägliches Fitnessprogramm eisern durch.

Anfang Januar 2022 bestieg ich das Flugzeug nach Athen und checkte in einem kleinen Hotel direkt neben der Kinderwunschklinik ein. Patient*innen der Klinik waren in der Unterkunft gern gesehene Gäste. Beim Frühstück kam ich mit einer überaus freundlichen Hotelangestellten ins Gespräch und ich erzählte ihr, dass ich gleich meinen Termin in der Kinderwunschklinik hätte. „Ich weiß, wie das ist, das Gefühlskarussell – mein Mann und ich haben es neun Mal versucht." „Na, hoffentlich nicht in der Klinik, zu der ich gleich stapfe", ging es mir durch den Kopf – doch statt sie danach zu fragen, starrte ich sie nur mit offenem Mund an. „Hat aber leider nicht geklappt." „O. k. ...", ich hoffte, sie würde die Pointe schnell nachliefern. „Aber dann bin ich auf natürlichem Weg schwanger geworden. Mit Mitte dreißig." Halleluja, das ist ja noch mal gut gegangen. Um ein Haar hätte sie mich um meine gute Laune und sich selbst um ihr Trinkgeld gebracht. Ich musste los.

Vor dem modernen Entree der Kinderwunschklinik reihten sich jede Menge Paare in eine Riesenschlange ein. Mir fiel sofort die große Menge an jungen Paaren auf. Ich hätte viel mehr Frauen mit der gewissen Torschlusspanik im Blick erwartet, aber anscheinend hat auch die Generation Z erkannt, dass Social Freezing eine bessere Lebensplanung garantieren kann, und greift auf künstliche Befruchtung zurück. Ich schickte der Arztassistentin eine Nachricht und wurde abgeholt. Wow, das kannte ich bisher so nicht: Als sei ich die einzige Patientin in ganz Athen! Statt anonymer Abfertigung schlug mir hier eine Welle der Empathie und Herzlichkeit entgegen. Es war im Vergleich zu meinen bisherigen Erfahrungen, als sei ich aus einer Servicewüste direkt ins Dienstleistungsparadies gereist. Ich schilderte dem griechischen Arzt in groben Zügen die Höhepunkte meiner bisherigen Odyssee und unterstrich meine Absicht, neue Eizellen zu generieren. Bestens vorbereitet bombardierte ich ihn sogar schon mit all meinen Plänen B, C, D und E bis Z für alle erdenklichen Komplikationen. Zum Beispiel: Gesetzt den Fall, eine Einnistung der Eizellen ist eher unwahrscheinlich, wie läuft es ab, wenn ich mit einer Leihmutter arbeiten möchte? (Dass ich mir eine Leihmutter finanziell gar nicht hätte leisten können, ignorierte ich äußerst gekonnt.) Was muss ich beachten, wann kann ich sie kennenlernen? Wo ist sie?

Der Arzt holte mich erst einmal wieder ins Hier und Jetzt und erläuterte mir ruhig und pragmatisch seinen Plan für das weitere Vorgehen: Zuerst mussten überhaupt einmal Eizellen gewonnen werden! Step by Step. Gleichzeitig dämpfte er meine Hoffnung: „Sie sind einfach schon in einem Alter, in dem die Chancen, Eizellen zu gewinnen, gering sind. Und dann müssen sich die Eizellen ja auch erst befruchten lassen und letztendlich in der Gebärmutter einnisten. Es sind einige Hürden zu nehmen, die mit dem Alter immer höher werden, und die Wahrscheinlichkeit, sie zu überwinden, sinkt kontinuierlich ..." Ich musste an die vielen jungen Paare unten in der Schlange denken. „Ihre Chancen auf eine Schwangerschaft liegen bei maximal 20 %. Auf dem Ergebnis Ihres Blutbildes und der Ultraschaluntersuchung basierend werde ich Ihnen die Hormone für Ihre Therapie zur Stimulierung verschreiben. Sie können die Medikamente gleich hier in Athen kaufen und mit nach Deutschland nehmen."

Der große Vorteil an Griechenland sind die niedrigen Medikamentenpreise. Die notwendigen Hormone kosteten mich diesmal nur halb so viel wie bei uns. Für eine Stimulation habe ich in München etwa 2.200 Euro bezahlt, in Griechenland waren es 1.130 Euro. Das machte viel aus bei der anspruchsvollen Finanzierung meines Mutterglücks. Die Medikamente für die Hormonstimulation wurden von der Klinik bei einer Apotheke bestellt und mir wenige Stunden später per Vespa unter Berücksichtigung der Kühlkette in einer großen Styroporbox geliefert. Und zwar direkt ins Hotel. Zahlbar mit Karte oder in bar – beim Vespafahrer. Herrlich unkompliziert. Ich bin mir sicher, ich hätte auch noch einen

Frappé dazu bestellen können, er wäre ohne Murren und eiskalt geliefert worden. Athen ist nämlich so etwas wie die zur Metropole gewordene Dienstleistung. Das heißt, alles kann jederzeit und überallhin geliefert werden. Wenn sich die Reparatur des Leihwagens hinzieht und der Magen knurrt, bestellt der Grieche einfach Kaffee und Croissant in die Werkstatt. Dienstleistung ist alles und CO_2-Ausstoß-Reduktion kommt dann irgendwo auf den hinteren Relevanzplätzen.

Vor meiner Rückkehr nach Deutschland übernachtete ich bei meinen Freunden in Athen und für meine Hormonpräparate wurde der große gläserne Kühlschrank belagert. Wir feierten unser Wiedersehen, als ein Bekannter zu vorgerückter Stunde beim Bierholen meinen Medikamentenvorrat im Kühlschrank entdeckte. Er wedelte mit einem Beutel und schnüffelte an den Präparaten. „Malaka, was ist mit eurem Kühlschrank passiert? Was habt ihr damit vor? Ist das 'ne Partydroge?" „Da sind ganz viele Babys von Sarah drin." Kreidebleich und von der Information völlig überfordert legte er vorsichtig mit spitzen Fingern meine Präparate zurück in den Kühlschrank und trank auf den Schrecken erst mal Ouzo statt Bier. Ich übernachtete später noch öfter bei meinen Freunden und meine vermeintlichen Babys in ihrem Kühlschrank wurden zum Running Gag. Ich empfand eine liebevolle Zuneigung zu diesem Kühlschrank, ermöglichte er mir doch die lückenlose Kühlkette und spielte eine bedeutende Rolle bei der Erfüllung meines Kinderwunsches. Wo hätte ich eigentlich die Hormone im Hotel gelagert? Vor meinem inneren Auge sah ich mich schon in die Hotelküche einbrechen. Mein Rückflug mit meiner wertvollen Fracht im Gepäck lief problemlos. Bei der Kontrolle zeigte ich eine Bescheinigung der Klinik vor und in den Styroporboxen wurde die Kühlkette bis in meine Wohnung trotz großer Mutter-in-spe-Sorge nicht unterbrochen. Als Ende Februar mein Zyklus einsetzte, telefonierte ich mit Alexandra und wir gingen meinen Therapieplan zur Einnahme der Hormone (Tabletten und selbst zu setzende Spritzen) sowie die Datierung der Ultraschalluntersuchung einzeln Schritt für Schritt durch. Die Medikation war insgesamt stärker als bei der Hormonbehandlung in München.

Alles wieder auf Kurs, zumindest was Prozedere, Planung und Fakten – was das Pragmatische anging. Was meine Gefühle anging, war da vor allem eines: Traurigkeit. Ich funktionierte, gaukelte anderen und mir selbst vor, es ginge mir gut. Doch im Inneren war ich wie benommen. An guten Tagen fühlte ich nichts, an schlechten Tagen war ich zutiefst traurig. Der psychische Druck war immens. Vorwürfe, Selbstzweifel und Angst, der Zug, Mutter zu werden, könnte für immer abgefahren sein. Je mehr ich versuchte, mir keinen Druck zu machen, desto größer wurde er. Auch wirtschaftlich holte mich die Realität ein. Mein Projekt „Ich werde Eltern" hatte durch den katastrophalen Verlauf und den ungeplanten Klinikwechsel nach Griechenland mittlerweile mehr Kosten verschlungen, als ich je kalkuliert hatte! Allein die Flüge, Umbuchungen und Hotelkosten drohten mein Budget gnadenlos zu sprengen. Zu allem Unglück erreichte mich dann auch noch die Nachricht, RTL würde mit meiner Sendung „Topnews" keine zweite Staffel planen. Von einem Tag auf den nächsten war ich meinen gut bezahlten wöchentlichen Job als Moderatorin los. Ich musste mich umgehend kleiner aufstellen, um die kostspielige Gewinnung der Eizellen und deren Befruchtung weiterhin finanzieren zu können. Auch die Perspektive auf ein Leben als alleinerziehende Mutter zwang mich, bei meinen Ausgaben den Rotstift anzusetzen. Als Erstes musste die Düsseldorfer Maisonettewohnung dran glauben, denn die Miete schlug am meisten zu Buche. Einmal von der Skyline zum Bordstein, wie Bushido sagen würde. Aber ganz so dramatisch fühlte sich die Verkleinerung meiner Wohnsituation nicht an. Ich hatte schon unzählige Male in WGs gewohnt oder Zimmer meiner Wohnung untervermietet und als Freiberuflerin war mir ein finanzielles Auf und Ab vertraut wie Tütensuppe zum Monatsende. Ich liebe schöne Dinge und gebe dafür gern mein Geld aus, aber meine Mutter, Unternehmerin und alleinerziehend, hat uns gelehrt, das, was wir haben, zu schätzen, dankbar zu sein und sich den Gegebenheiten anzupassen. Das Gute war, dass ich weiterhin hinter der Kamera arbeiten und Formate für Sender und Streamingplattformen entwickeln konnte. Dennoch musste ich meine Fixkosten drastisch senken.

Dieser anspruchsvollen Gemengelage war es wahrscheinlich geschuldet, dass ich absolut schusselig kurz vor meiner Reise nach Athen meine Spritzen vertauschte und den Eisprung einleitete! In absoluter Panik rief ich Alexandra in Athen an. Sie wusste nur eine Lösung: Flug umbuchen, früher nach Athen fliegen und hoffen, dass die Eizellen noch nicht auf dem Weg nach draußen sind. Diesmal war ich für den Stress komplett selbst verantwortlich und beschimpfte mich wie ein sizilianisches Waschweib. Mein Whatsapp-Verlauf mit Alexandra kam dem letzten Akt einer zum Scheitern verdammten Liebesbeziehung gleich. „Es war mein Fehler, was kann ich tun? Habe ich alles kaputtgemacht?“ „Mach dir keine Sorgen, das kann passieren. Komm, sobald du kannst, nach Athen und wir schauen, wo wir stehen." In einer echten Beziehung wäre jetzt Versöhnungssex die Lösung gewesen, aber danach stand weder mir noch Alexandra der Sinn und das wäre auch für eine Schwangerschaft nicht zielführend gewesen.

Einen Tag später wurde ich zur Eizellentnahme in Athen vorstellig. Auch diesmal gab es eine zuvorkommende Betreuung mit einer Herzlichkeit, die die Schwarzwaldklinik blass erscheinen ließ. Obwohl meine Untersuchung außerplanmäßig und kurzfristig terminiert wurde, kam ich sofort dran und zu meiner Erleichterung konnte schnell Entwarnung gegeben werden. Es war noch mal gut gegangen. Mein Spritzenfehler hatte zum Glück keinen verfrühten Eisprung ausgelöst. Die Follikelpunktion wurde für den nächsten Morgen geplant. Punkt 9 Uhr kam ich in der Klinik an. In der Umkleide traf ich auf andere Patientinnen, Frauen wie du und ich, zwischen Anfang dreißig und Mitte vierzig. In ihren Augen dieselbe Müdigkeit, die Sehnsucht, der Zwiespalt zwischen Hoffnung und der Angst, enttäuscht zu werden. Es hingen so viele Worte und Wünsche in der Luft, die keine von uns aussprach, aber wir alle fühlten. Nur ein kurzer, schüchterner Moment in unser aller Leben – ein Moment, der uns zu Leidensgenossinnen machte. Ob sie sich auch an diesen Augenblick erinnern würden? Ich rang mit den Tränen. Völlig unvorbereitet hatte ich ein emotionales Minenfeld betreten. Und doch gab mir die Verbundenheit in der Sehnsucht mit diesen anderen Frauen auch Kraft. Jedes Mal, wenn eine zur Vorbereitung auf die Narkose aufgerufen wurde, wünschten wir ihr viel Glück.

Diesmal mussten wir alles in einem Aufwasch machen: Follikel punktieren, die Eizellen entnehmen und sie befruchten. Als ich im Aufwachraum wieder zu mir kam, brachte mir mein Arzt die frohe Kunde. „Wir konnten vier Eizellen gewinnen." „Was? Das ist ja großartig!" Vier Eizellen sind eine Menge, wenn man vorher noch befürchtet, unfreiwillig Mitglied im Club der Infertilität zu sein. „Wir werden jetzt versuchen, die Eizellen zu befruchten." Und falls ihr euch spätestens an dieser Stelle fragt, wer das Samenrennen nun gewonnen hat ... das bleibt das Geheimnis von meiner Tochter und mir.

Meine wertvollen vier Eizellen wurden also noch am selben Tag per ICSI befruchtet. Das Warten auf die Ergebnisse verbrachte ich mit meinen Freunden und wurde mit dem optimalen Ertrag belohnt: Vier von vier meiner Eizellen waren befruchtet. Ich konnte es fast nicht glauben. Was war denn da los? Das war ja der Hammer! Infertilität? My ass! Ich war total begeistert von mir, meiner Fruchtbarkeit, meinen Eizellen und natürlich von der Arbeit der Kinderwunschklinik. Jetzt würden meine befruchteten Eierchen in einen Brutschrank kommen und sich teilen. Drei Tage nach der Follikelpunktion wurde der Transfer terminiert. Vermutlich ist es meiner Euphorie geschuldet, aber schon bei meinem ersten Besuch in der Kinderwunschklinik hatte ich das Gefühl, am Set von „Greys Anatomy" gelandet zu sein. Mir kam es vor, als wär ich nur von schönen Menschen umgeben. Jeden Augenblick rechnete ich damit, Patrick Dempsey aka „McDreamy" vor die Füße zu laufen. Aber das Letzte, was ich gebrauchen konnte, war eine Affäre mit einem renommierten Neurochirurgen. Was ich brauchte, war ein Transfer. Dazu erläuterte mir ein charismatischer Embryologe in griechisch durchtränktem Englisch meine Eizellen. „Diese Eizellen sind wunderschön. Schauen Sie sich die Struktur an. Diese beiden befruchteten Eizellen haben sich in den letzten 3 Tagen zu Achtzellern entwickelt. Sind Sie einverstanden, dass wir Ihnen diese beiden Embryonen einsetzen, Frau Winkhaus?" Mein „Ja" klang fast so feierlich wie auf dem Standesamt. Hatte ich in München noch den Eindruck, in der kleinsten Kammer der Klinik auf einem Gynäkologenstuhl zwischen Tür und Angel behandelt zu werden, wurde ich in Athen in einen OP-Saal geschoben, wo ich dann auf einem riesigen Monitor beobachten konnte, wie meine befruchteten Eizellen aufgezogen wurden. (In München konnte ich während des Eingriffs die Akustikdeckenplatten zählen. Ich glaube, es waren ganze acht. Der Behandlungsraum war wirklich sehr klein.) Es wurden meine Daten gecheckt und geprüft, ob ich bereit war für den Transfer. Dann verfolgte ich in aller Ruhe auf einem anderen, dem Ultraschallmonitor, wo der Arzt die Eizellen in meiner Gebärmutter einsetzte. „Jetzt müssen wir nur hoffen, dass sie sich auch einnisten", schloss der Arzt seine Ausführungen und den Transfer ab. Während es in München anziehen und auf Wiedersehen hieß, schob man mich in Athen in den Ruheraum und riet mir, die nächsten 10 Tage schweres Heben und ähnliche Belastungen unbedingt zu vermeiden.

Ich ließ den Tag also ruhig ausklingen, futterte mich noch einmal ausgiebig durch die griechische Küche und flog am nächsten Morgen zurück nach Deutschland, um zu arbeiten. Die Rechnungen meines Kinderwunschprojektes mussten schließlich bezahlt werden und wider Erwarten war in der Athener Klinik kein Dr. McDreamy aus der Neurochirurgie in mein Leben getreten. So musste ich mein zukünftiges Single-Mom-Leben allein planen.

Zwei Tage nach dem Transfer schrieb mir die Klinik: „Heute hat uns das Labor mitgeteilt, dass von den vier befruchteten Eizellen noch eine weitere gute Blastozyste eingefroren werden konnte. Somit haben wir trotz des niedrigen AMH-Wertes drei gute Embryonen geschafft." Das bedeutete aber auch: Wenn der Transfer, den ich gerade gemacht hatte, nicht gelingen würde, bliebe exakt ein Embryo übrig! Die letzte Chance, quasi das goldene Ei! Und ich war die aufgescheuchte Henne, von der letztendlich alles abhing. Und wieder: Was für ein Druck! Ich versuchte krampfhaft alles auszublenden und voller Optimismus darauf zu hoffen, dass ich jetzt schwanger würde.

Exakt 10 Tage nach dem Transfer stand ich in Düsseldorf beim Frauenarzt meines Vertrauens in der Praxis. Es war Zeit für den Schwangerschaftstest. Um das Ergebnis so schnell wie möglich zu erhalten, brachte ich die Blutprobe selbst ins Labor – mit Pralinen bewaffnet. Ich bot all meine Überredungskünste auf, um die Auswertung zu beschleunigen, denn jede Minute des Wartens erhöhte das Wechselbad der Gefühle zwischen Hoffnung und Angst. Als am nächsten Morgen das Telefon klingelte, war ich gerade voller Zuversicht.

„Sarah, es tut mir so leid: Der Test ist negativ." Die Worte drangen nur langsam, wie in Zeitlupe zu mir durch und ich erinnere mich genau, wie ich im Flur auf den Boden sackte. Keine Ahnung, wie lange ich dort saß. Ich war wie benommen und als ich anfing zu begreifen, erfüllte mich ein Gefühl der Hoffnungslosigkeit. Wie konnte ich so naiv sein, zu glauben, dass es hätte klappen können. Ich hatte mich zur Närrin gemacht. Und so marinierte ich ein paar Tage lang in Trauer und Selbstzweifeln, bis sich mein Tatendrang als Krisenmanager wieder zu Wort meldete und mir bewusst werden ließ, dass ich schon wieder vor einer Entscheidung stand: Starte ich einen neuen Versuch, mache eine weitere Hormonstimulation und lasse neu gewonnene Eizellen in Athen befruchten oder greife ich auf den letzten eingefrorenen Mehrzeller zurück? Nüchtern formulierte ich im Telefonat mit dem griechischen Arzt: „Ich bin müde. Ich möchte im Moment keine Hormonstimulation machen. Setzen wir alles auf eine Karte und lassen Sie uns einen letzten Versuch starten." „Wann?" „Sobald es geht!"

Das hieß Ende Mai.

Bis dahin hatte ich meinen Umzug in eine den finanziellen Umständen angemessene und praktischere Zweizimmerwohnung in Düsseldorf ohne Murren hinter mich gebracht. Zwar standen noch überall Umzugskartons und ich hatte mich noch nicht komplett eingerichtet, aber ich war erleichtert in Anbetracht der geringeren Mietkosten. Es hatte einen Touch von Minimalismus und fühlte sich gut an. Den gesamten April und Mai hindurch stand ich in stetem Austausch mit „Athen-Alex", wie ich sie mittlerweile in meinen Kontakten gespeichert hatte. Ich muss zugeben, sie war meine intensivste Fernbeziehung seit Langem. Alex ging alles mit mir durch: Welche Untersuchungen, welche Ultraschalls, welche Blutwerte wurden nun benötigt? Mindestens einmal pro Woche war ich bei meinem Gynäkologen und leitete die Ergebnisse an die Klinik weiter. Langsam kehrte Ruhe ein und mir gefiel mein neu aufgestelltes Leben. Ich freute mich wieder auf Athen.

9

Die letzte Chance

Ende Mai war es so weit: Ich verließ meine halb eingeräumte Wohnung mit meinem Hund Manfred und einer großen Portion Hoffnung im Gepäck Richtung Athen – zur Sicherheit hatte ich etwas zeitlichen Puffer eingebaut. Dieses Mal hatte ich auch Arbeit mitgenommen und mich statt bei meinen geselligen Freunden für 2 Wochen in einem Airbnb-Appartement eingebucht. Zum einen wollte ich die griechische Gastfreundschaft und ihren Kühlschrank nicht schon wieder in Beschlag nehmen, zum anderen riet mir mein Frauenarzt dazu, ein paar Tage in Griechenland dranzuhängen und diesmal nicht direkt am nächsten Tag wieder nach Düsseldorf zu fliegen. „Es gibt Ärzte, die sagen, Kurzstreckenflüge in 4.000 bis 5.000 Metern Höhe sind nicht besonders gut nach einem Transfer. Vielleicht hat es beim letzten Mal daran gelegen. Gönn dir und deinem Körper lieber ein bisschen Ruhe."

Am 10. Juni kam der große Tag – mein letzter Transfer am Fuße der Akropolis stand an. Jetzt hieß es: Alles oder nichts. Der smarte Embryologe legte mir ein Bild meines letzten eingefrorenen Embryos vor und erklärte mir feierlich: „Frau Winkhaus, das ist eine wunderbare Blastozyste. Lassen Sie sich nicht von ihrem etwas schrumpeligen Aussehen täuschen. Das liegt nur daran, dass sie eingefroren wurde. Sie werden gleich im OP auf dem großen Monitor sehen, wie der Embryo mit dem Auftauen an Volumen gewinnt und von der Rosine zur Weintraube und damit beweglich wird." Er lobte meinen Zellhaufen über den grünen Klee und ich lauschte entzückt seinen Ausführungen. Mit meiner Einwilligung wurde der Transfer genau wie beim letzten Mal vorgenommen. Nur mit einem kuriosen Unterschied. Als der Arzt mir diesmal meinen Embryo auf dem Ultraschall als weißen Punkt an der Gebärmutterwand zeigte, tat er es mit den Worten: „Das sieht sehr gut aus, Frau Winkhaus. *Inshallah!*" Alle versammelten Kinnladen klappten nach unten. Wenn im christlich geprägten Athen ein Grieche etwas mit dem muslimischen „so Gott will" kommentiert, dann ist das genau mein Humor. Gut gelaunt verließ ich nach der 45-minütigen Ruhepause das Krankenhaus und steuerte einen Supermarkt an, um noch ein bisschen was für meine Freunde einzukaufen, die ich zur Feier des Tages besuchen wollte. Ich liebe Wassermelonen und wollte meinen Freunden unbedingt eine spendieren. Also stellte ich mich mit der schönsten medizinballgroßen Melone in die Schlange an der Kasse. Nach ein, zwei Minuten Warten mit dem kiloschweren Teil in beiden Händen schossen mir plötzlich die Instruktionen des Krankenhausteams durch den Kopf. Ich ließ die Wassermelone wie eine heiße Kanonenkugel mit einem lauten und saftigen „Kroatsch!" auf den glänzenden Supermarktboden krachen, von wo aus sie sich in alle Richtungen verteilte. Die anderen Kunden und die Kassiererin blickten mich entgeistert an. Ich muss ein skurriles Bild abgegeben haben, so wie ich da stand. Als ob ich gerade eine Melonen-Sturzgeburt erlitten hätte. „Verdammt! Ich darf doch nichts Schweres heben!“ Zugegeben, auch keine nachvollziehbare Erklärung für meine Verhaltensauffälligkeit, aber das überaus freundliche Supermarktpersonal packte mir die genießbaren Melonenreste in eine Tüte und ich musste auf dem Weg zu meinen Freunden immer wieder laut über meine eigene Verpeiltheit lachen. Ich genoss den Abend bei Floriana und Lefteris, wurde aber immer wieder von dem Gedanken abgelenkt, was wäre, wenn ich wieder nicht schwanger werden würde. Was könnte die Ursache sein, dass sich die Eizellen nicht einnisten? Wieso war mir Demeter, die griechische Göttin der Fruchtbarkeit, bisher nicht gewogen? Vermutlich fällt neumodische Reproduktionsmedizin gar nicht in den Zuständigkeitsbereich einer reaktionären griechischen Göttin. Auf ihren Beistand konnte ich nicht bauen, deshalb telefonierte ich am selben Abend mit einem von drei Frauen gegründeten Start-up[45] aus Berlin, welches Fruchtbarkeitsdiagnostik anbietet. Ich hatte einen Artikel[46] über die drei Damen gelesen und sie mir als Plan D, F oder Q auf Wiedervorlage abgeheftet. Ich beschrieb der Ärztin meine Situation und meinen Wunsch, einen solchen Test durchzuführen. Ich solle eine Blutprobe bei einem ihrer Labore in Köln abgeben und dann werde man schnell nachvollziehen können, ob meine Unfruchtbarkeit andere Gründe habe. „Aber Frau Winkhaus, eigentlich sind Sie faktisch jetzt schon schwanger, der Transfer hat stattgefunden und der Embryo befindet sich in Ihrer Gebärmutter.“ Sie formulierte es so positiv und bestimmt, dass bei mir schlagartig ein Perspektivwechsel stattfand: Fakten schaffen durch festen Glauben. Was die Kirche seit 2.000 Jahren schafft, krieg ich auch hin.

Zwischen März und Mitte Juni 2022, zwischen dem ersten und dem vorerst letzten Versuch, steckte ich viel Energie und Zeit in meine mentale und körperliche Vorbereitung. Ich zog mir auf Youtube unzählige Videos und Blogs rein. „Einnistung – was kannst du tun, damit sie gelingt?“ Kopfstand? Ein Mondscheinbad? Vielleicht den Obando-Fruchtbarkeitstanz? Nein, ich sollte atmen, erklärte mir die Youtube-Expertin mit ruhigem, aber leicht bedrohlichem Timbre in der Stimme. Ja, atmen, so wichtig. Kann mich gar nicht daran erinnern, wann ich das letzte Mal so richtig geatmet hatte. Ironie off – ich wollte nichts unversucht lassen und so atmete ich von da an so bewusst wie noch nie in meinem Leben. Alles mit dem Ziel, meine Gebärmutter so zu beatmen, dass sie optimal flauschig werden würde und sich der Embryo gerne einnistet. Ich sah meine Aufgabe darin, alles in Bewegung zu setzen, um meine Gebärmutter bestmöglich vorzubereiten. Ich versuchte, sie mehrmals täglich durch Yoga besser zu durchbluten. „Atmen Sie tieeeeeeef in die Gebärmutter ein.“ Ganz ehrlich? Ich spürte niente, nada, niet. Wie auch? Gebärmutter und Lunge sind in meinem Organismus nicht miteinander verbunden und liegen auch ’ne Ecke auseinander. Wie bei den meisten Frauen. Aber es gibt tatsächlich Geschlechtsgenossinnen, die behaupten, ihre Gebärmutter beatmen zu können. Herzlichen Glückwunsch, Schwestern! Ich schaffe es nicht mal, zu meditieren, ohne dabei einzuschlafen wahlweise verrückt zu werden. Dann rattert es beim Meditieren unaufhörlich in meiner Birne und ich frage mich ständig: Was zur Hölle mache ich hier gerade?"

Meditation war keine Option für mich und schon wieder baute sich Druck auf. Was ist, wenn meine Gebärmutter vermintes Gebiet ist, nur weil ich sie nicht flauschig geatmet bekomme? Druck, Druck und nochmals Druck! Hausgemachter Druck, wo doch alle sagen, man solle entspannt bleiben. Aber in dem Moment, in dem du krampfhaft versuchst, entspannt zu sein, bist du erst recht nicht entspannt. Alles muss fließen ... Bei mir flossen höchstens mal Tränen der Wut über meine stiefmütterliche Gebärmutter. Ein verkrampfter Teufelskreis war das und wenn ich mich weiterhin von Youtube-Videos coachen lassen würde, drohte in meinen Angstvorstellungen meine Gebärmutter blutarm zu ersticken, weil ich zu blöd war, sie richtig zu beatmen! Wie sollte ich denn ein Kind stillen, wenn ich nicht mal eine mentale Verbindung zu meiner Gebärmutter aufbauen konnte?

Ich brauchte einen Profi und bekam einen Tipp von Richard, einem meiner besten Freunde aus Österreich. Richard kenne ich seit über 20 Jahren aus meiner Unizeit in Passau, wir waren Kollegen bei meinem ersten Moderationsjob für den Passauer Regionalsender TRP1. Er empfahl mir einen Guru aus seinem Umfeld. Österreicher habe ich immer offener für Alternativmedizin und Esoterik erlebt als den deutschen Michel, was ich auf ihre Naturverbundenheit zurückführe. „Vielleicht hast du ja irgendeine Blockade, die gelöst werden muss. Der Guru sorgt dafür, dass dein Körper und dein Geist einheitlich arbeiten“, meinte Richard in seinem unvergleichlichen Ösi-Singsang. „Ich konnte ohne starke Medikamente meine Rückenschmerzen nicht ertragen, war komplett out of order. Seitdem mich der Guru behandelt hat, bin ich schmerzfrei.“ Vielleicht hatte ich ja tatsächlich irgendwo im Körper einen Stau oder eine Blockade oder bloß ’ne Verstopfung. Und mal davon abgesehen konnte ich nicht sagen, wann mein Geist und mein Körper das letzte Mal etwas bewusst miteinander gemacht hatten. „Vor meinem nächsten Termin in Athen will ich noch den Guru sehn", so mein schlecht gereimtes Motto für den spontanen Trip nach Österreich.

Richard hatte alles organisiert: Hannes, so profan der Name des Gurus, hielt auf dem Hof von Richards Eltern Audienz. Natürlich war ich nicht die einzige Klientin an diesem Nachmittag. Neben mir ließen sich außer Richards Eltern auch noch andere Freunde und Bekannte aus ganz Österreich behandeln. Die meisten waren hier nicht das erste Mal und niemand schien Zweifel an seinen Fähigkeiten zu hegen. Guru Hannes sah eher aus wie ein sanfter Rocker und war in seiner Freizeit begeisterter Motorradfahrer. Als ich an der Reihe war, wurde ich in die Stube gerufen, die provisorisch zum Behandlungsraum umfunktioniert worden war. Hier sollte es also stattfinden: das alpenländische Fruchtbarkeitsritual. Kaiserin Sisi hatte vier Kinder – also, den Versuch war's wert. Ich machte es mir auf einer Liege bequem und Guru Hannes begann mit seiner Behandlung. Es wurde geschröpft, geknetet und gedrückt, als wäre mein Bauch ein Apfelstrudelteig. Es wurden Punkte bearbeitet, von deren Existenz ich bis dato nichts geahnt hatte, und Guru Hannes beendete die Behandlung erst, nachdem er meinen Bauch energetisch bearbeitet hatte. Plötzlich spürte ich ein Ziehen im Unterleib, wie ich es noch nie zuvor empfunden hatte. Es fühlte sich angenehm heiß an. Heiß im Sinne von Temperatur, denn auf Hannes Alm da gibt's koa Sünd, wie ich versichern kann. Dennoch, es war eine heimelige und wohlige Wärme, irgendetwas, das ich nicht definieren konnte, tat sich da. „I hab nur a Seele eingeladen“, klärte mich Hannes auf, als sei es das Normalste auf der Welt. Ob sich tatsächlich eine Blockade gelöst hatte, kann ich nicht sagen. Aber mein Aktionismus tat mir gut, denn er beruhigte mich und gab mir Hoffnung.

Fünf Tage nach meiner Rückkehr nach Düsseldorf, zehn Tage nach dem letzten Transfer in Athen, dem Transfer meiner letzten Hoffnung, besuchte mich meine längste Freundin Sara in meiner neuen Wohnung. Als Begrüßungsgeschenk überreichte sie mir einen in Geschenkpapier gewickelten Schwangerschaftstest, den sie in der Apotheke besorgt hatte. „Na los!“, ermutigte sie mich und schob mich Richtung Badezimmertür. Ich fügte mich meinem Schicksal, pinkelte brav auf den Teststreifen und ließ ihn im Bad liegen. Es vergingen 5 Minuten, dann 10. Nach einer Viertelstunde fragte mich Sara ungeduldig, ob ich denn nicht endlich mal nach dem Test schauen wollte. „Ach ja, der Test ... Komm, lass uns erst noch einen Kaffee trinken. Ich wollte dir doch auch noch die Fotos von Athen zeigen, und was ist eigentlich mit dem Geschenk für deinen Bruder?“, versuchte ich den Moment der Entscheidung hinauszuzögern. „Sarah Valentina“, zischte sie, „du holst jetzt den verdammten Test hier an den Tisch, sonst schau ich selber nach.“ Es gab kein Zurück mehr. Auf den wenigen Metern zum Bad spielten meine Gefühle zwischen Angst und Hoffnung Pingpong. Tausend Gedanken, von denen ich keinen einzigen greifen konnte, schwirrten mir durch den Kopf. Ohne hinzuschauen, tastete ich nach dem Test, den ich irgendwo auf dem Rand der Badewanne liegen gelassen hatte. Ich blickte in den Spiegel, schloss die Augen, führte den Test in mein Blickfeld und öffnete langsam blinzelnd zuerst das linke und dann das rechte

Auge. Zwei Striche. Ganz eindeutig. Was waren jetzt noch mal zwei Striche? Das war doch schwanger, oder? Wo war die verdammte Packung? Ich kehrte mit dem Test zurück an den Tisch und während meine Freundin in Jubel ausbrach, überflog ich mit zittrigen Fingern die Packungsbeilage: „Zwei Striche heißt ... schwanger!" „Es gibt kein falsch-positiv, nur falsch-negativ – glaub mir, ich habe zwei Kinder!", schrie Sara entzückt. Wie benommen stand ich im Wohnzimmer, unfähig, das Ergebnis zu begreifen. Bis es wie eine gigantische Welle, die sich in der Ferne aufbaut und näher kommt, über mich hereinbrach: das absolute, pure und ungefilterte Glück. Selbst jetzt bekomme ich Gänsehaut, wenn ich an diesen Moment zurückdenke. Freudetrunken lagen wir uns in den Armen. Der ganze Druck fiel von mir ab und ich weinte wie ein Schlosshund.

Als ich mich einigermaßen beruhigt hatte, schnappte ich mir mein Handy und rief die Assistentin Alexandra per Videocall in Athen an. Euphorisiert fuchtelte ich mit dem Test vor der Handykamera und vernahm entfernt ihre Glückwünsche und die Bitte, beim Frauenarzt die finale Gewissheit einzuholen. Und die bekam ich am Tag darauf: „Sarah, du bist schwanger! Du wirst eine tolle Mutter sein!" Von diesem Moment an schwebte ich gefühlt 10 Zentimeter über dem Boden.

10

Endlich schwanger

» Am ersten Juliwochenende moderierte ich für die DTM am Norisring. Ich freute mich darauf, wieder für den Rennsport zu arbeiten, und schwebte dem Event schwangerschaftsbedingt gut gelaunt entgegen. Doch schon am ersten Tag machten mir ein heftiger Fieberschub und eine verstopfte Nase den ganztägigen Interviewmarathon mit Teamchefs und Fahrern zur Hölle. In den kurzen Pausen zwischen den Interviews schob mir der besorgte Streckenarzt immer wieder ein Corona-Teststäbchen nach dem anderen in Nase und Rachen. Ich war im ersten Monat schwanger und natürlich extrem bedacht, jedes Risiko zu vermeiden. Die Gefahr, das Kind zu verlieren, ist vor allem in einer Risikoschwangerschaft, wie meine es war, zu diesem Zeitpunkt sehr hoch. Als ich nach dem Moderationsmarathon abends fix und fertig ins Hotelbett fiel, wäre es das Vernünftigste gewesen, sofort einzuschlafen und Kraft zu sammeln. Stattdessen tat ich das, wovon jede Ärztin und jeder Arzt abrät: Ich googelte mir eine mit gefährlichem Halbwissen gespickte Diagnose zusammen und sammelte Horrorgeschichten über Schwangerschaften und unheilbare Krankheitsverläufe. Angst ist ein schlechter Berater und in

Kombination mit Google kann sie einen in den Wahnsinn treiben. Panik durch Fortschritt – Danke, Larry Page!

Ich traute mich nicht, etwas einzunehmen, bis mir der Streckenarzt Ibuprofen zur Linderung meiner Symptome verabreichte und sagte, ich solle mir keine Sorgen machen. Zumindest war der Coronatest über das ganze Wochenende hinweg negativ und ich war einigermaßen beruhigt, denn natürlich hatte ich auch zum Thema „Corona in der Schwangerschaft“ Dr. Google befragt, statt brav meine Interviews vorzubereiten! Ich habe eine ausgeprägte Begabung, nur negative Kritik anzunehmen und Lob zu ignorieren. Das ist meine Superkraft, mit der ich mein Urteilsvermögen in entscheidenden Momenten außer Kraft setzen kann.

Ähnlich war es auch bei diesem Thema: Haften blieb nur die gegoogelte Aussage der Bundesärztekammer, dass eine Coronainfektion in der Schwangerschaft bedrohlich sein kann.[47] Die Betonung liegt auf „kann“.

Als ich nach dem Wochenende erschöpft zu Hause ankam, machte ich sofort einen weiteren Coronatest. Er war positiv. Sofort rief mein Gehirn die höchste Alarmstufe aus und ich mir noch mal den genauen Wortlaut der BÄK in Erinnerung: „(...) kann kompliziert verlaufen und zu Totgeburten führen (...)“. Exemplarisch für mich: Ich kann mir den genauen Wortlaut der BÄK merken, vergesse beim Einkaufen aber mindestens drei Teile. Dass sich die Aussage des BÄK auf die Schwangerschaftswochen 22 und später bezog, ignorierte mein Gehirn komplett. Noch am selben Abend bombardierte ich meinen Frauenarzt mit Whatsapp-Nachrichten und wusste, er würde es mir nicht übel nehmen, denn ich war mit den Jahren so etwas wie ein Spezialfall für ihn geworden,

den man mit ein paar Kurznachrichten wieder beruhigen konnte. Nur in diesem Fall konnte er mir nichts Aufmunterndes schreiben und so musste ich mich fast 2 Wochen in Quarantäne begeben, bis dann eine Ultraschalluntersuchung Erleichterung brachte: Mit dem Fötus war alles in Ordnung.

Mitte August stand das Ersttrimesterscreening, kurz ETS, an. Es wird zwischen der 11. und der 14. Schwangerschaftswoche durchgeführt und ist freiwillig. Anhand von mütterlichen Blutwerten, Ultraschallmessungen am Ungeborenen und diversen Risikofaktoren berechnen Ärzte dabei das Risiko für kindliche Chromosomenveränderungen oder Fehlbildungen. Für mich war klar, dass ich das Ersttrimesterscreening wahrnehmen würde, da die Wahrscheinlichkeit für Anomalien mit dem Alter der Mutter steigt. Ich wurde im Vorfeld darüber aufgeklärt, dass der Test keine Garantie für die Gesundheit meines Kindes darstelle. Es sei lediglich eine statistische Einschätzung, wie hoch das Risiko für eine Chromosomenanomalie oder Fehlbildung ist. In der Nacht vor dem Screening konnte ich wie die meisten Schwangeren nicht schlafen. Ich hatte zwar gelesen, dass es beim ETS durchaus zu falsch-positiven Ergebnissen kommen könne, also ein kritischer Wert ermittelt werden könnte, der sich bei Folgeuntersuchungen nicht bestätigen ließe, drehte aber dennoch die halbe Nacht lang Runden im Sorgenkarussell: Was mache ich, wenn eine Anomalie festgestellt wird? Wie gehe ich damit um? Wie werde ich reagieren? Ich fand in dieser Nacht keine Antwort auf diese Fragen und weiß sie auch bis heute nicht. Zur seelischen Unterstützung hatte ich meine Mutter mit zum Termin genommen und verließ mit ihr nach der Untersuchung erleichtert die Praxis. Die Ergebnisse des Bluttests würden final Sicherheit geben, aber im Grunde konnten wir davon ausgehen, dass mit dem Kind alles in Ordnung war. Natürlich hätte ich auch gleich das Geschlecht des Kindes bestimmen lassen können, aber ich wollte mich überraschen lassen. Mein Frauenarzt war sowieso fest davon überzeugt, ich würde ein Mädchen bekommen. „Die letzte Eizelle, die sich durchgesetzt hat, nach all den Umständen ... Das kann nur ein Mädchen sein."

Nach wenigen Tagen bekam ich den Anruf, dass auch die Blutergebnisse keine Auffälligkeiten aufzeigten, und ich fing an, mich zu entspannen. Ach was, ich blühte förmlich auf und bemerkte eine besondere Ausstrahlung an mir. Selten wurden mir so viele Komplimente – von Männern, aber auch von anderen Frauen – gemacht wie in dieser Zeit: Ich hatte super Haut und schöne Haare, beides offensichtlich als Spiegel meines allgemeinen Wohlempfindens. Ich liebte aber auch jede Delle an mir, trug mit stoischer Gelassenheit die unbequemen Stützstrümpfe gegen Krampfadern und war stolz auf meine wachsende Kugel, die mittlerweile grün und blau war, da ich täglich Heparin spritzte, um die Blutgerinnung zu hemmen. Körper und Seele waren lange genug ständigen Anstrengungen ausgesetzt gewesen – jetzt war die Zeit für Rekonvaleszenz!

Um mir den Zustand der schwangeren Susi Sorglos beizubehalten, achtete ich peinlichst darauf, jede Untersuchung und jeden anderen Termin rund um die pränatale Betreuung wahrzunehmen. Ich habe sogar noch zusätzliche Ultraschalluntersuchungen aus eigener Tasche bezahlt, nur um die Sicherheit zu haben, dass nichts diesen seligen Zustand meiner Schwangerschaft gefährden könnte. Alexandra in Athen war mittlerweile so etwas wie eine gute Freundin für mich und ich hielt sie immer auf dem Laufenden. Ich genoss die Schwangerschaft und drehte in diesen Wochen eine Pilotsendung für die ARD. Obwohl ich bereits im siebten Monat schwanger war, bemerkte nicht einmal meine Maskenbildnerin etwas – dem Boyfriend-Look sei Dank! Ich hatte meine Schwangerschaft zwar nicht bewusst vor Kolleginnen und Kollegen und meinem Management verborgen, aber irgendwie bemerkte niemand etwas und es kam auch nicht zur Sprache. So ein bisschen erinnerte mich das Ganze daran, als ich mit siebzehn von meinem Auslandsjahr in Farmington, New Mexico, mit einem Zungenpiercing zurückkam. Dass mir das Piercing von einem zwei Meter großen Iren in der gammeligen Küche eines Schulkameraden gestochen wurde, machte mir weit weniger Angst als die anstehende Beichte bei meiner Mutter. Wie würde ich ihr meine „Verschandelung" verklickern?

Zurück in Deutschland versuchte ich, mit provokanter Verhaltensauffälligkeit in die Offensive zu gehen und die Fragen meiner Mutter stets mit weit geöffnetem Mund zu beantworten, in der Hoffnung, sie würde den Metallstift in meiner Zunge von selbst bemerken. Den Gefallen tat sie mir nicht. Nach wochenlangem Warten auf den richtigen Moment platzte ich also endlich damit heraus. Im entsetzten Blick meiner Mutter las ich völliges Unverständnis: „So etwas Kindisches habe ich nicht erwartet" war ihr Kommentar, nachdem sie ihre Sprache wiedergefunden hatte. Meine Rebellion wurde zu einem dämlichen Zwergenaufstand degradiert.

Statt eines geheimen Zungenpiercings mit siebzehn hatte ich nun einen unbemerkten Babybauch mit vierzig! Hätte man mich auf ihn angesprochen, hätte ich wahrscheinlich gesagt „Ja, besser spät als nie“, aber weder bei unseren Meetings in der Produktionsfirma, beim Management noch bei Dreharbeiten bemerkte irgendwer meine Schwangerschaft. Der Vorteil daran: Es wurde ganz „normal“ mit mir umgegangen. Ich wollte weder Vorzugsbehandlungen noch gar wie ein rohes Ei am Drehset jongliert werden. So kam es, dass bis zum 8. Monat nur mein engstes Umfeld Bescheid wusste.

Obwohl ich als Selbstständige nicht in den Genuss von Mutterschutz kam, bildete sich dennoch eine Art Schutzraum. Bei aller Geschäftigkeit und Öffentlichkeit war da mein ganz intimer und privater Bereich für mich und mein ungeborenes Kind. Und dieses Kind wurde mit jedem Tag „greifbarer“. Einschneidend war natürlich, als ich das erste Mal beim Ultraschall den Herzschlag hörte. Visuell war das Zweittrimesterscreening, welches zwischen der 18. und 22. Woche stattfindet und das sogenannte Organscreening beinhaltet, eine Zäsur: Auf dem Monitor des Ultraschallgeräts nahm mein Kind Persönlichkeit an und die Bindung wuchs ins Unermessliche. Zugleich beschlich mich während der Untersuchung immer wieder die Angst, etwas könne mit dem Kind nicht in Ordnung sein. Doch meine Sorge blieb unbegründet und die Ärztin versicherte mir: „Wenn ich entspannt bin, können Sie es auch sein.“

Im Nachhinein erinnert man sich fast ausschließlich an die positiven Dinge. Das hat unser Gehirn schon gut eingefädelt – nicht auszumalen, wie es wäre, wenn man sich nur an die Fehlgriffe in seinem Leben erinnern könnte. Vermutlich würde in meinem Fall meine Gehirnkapazität dafür gar nicht ausreichen und ich müsste auf eine externe Festplatte ausweichen. Aber jetzt, während ich dieses Buch schreibe, erinnere ich mich durchaus an Momente des Zweifels und der Angst. Was ist, wenn mit dem Baby etwas nicht in Ordnung ist? Wäre ich daran schuld, weil ich zu lange gewartet und zu spät schwanger geworden bin? Würde ich als Singlemutter ohne finanzielle und familiäre Unterstützung (meine Mutter lebt 700 Kilometer weit entfernt und mein Vater sogar noch weiter weg in Italien) überhaupt alles so schaffen, wie ich es mir ausgemalt hatte? Würde ich der Herausforderung gerecht werden? Immer wenn diese Gedanken sich wie eine Wolke vor die Sonne schoben, machte ich mir bewusst, dass es auch Fragen wie diese gewesen waren, die mich jahrelang davon abgehalten hatten, früher schwanger zu werden, als ich noch in vollem Saft stand. Ich beschloss, dem Rat meiner Freundin entsprechend nur noch Positives zu manifestieren. Kamen diese inneren Kämpfe dennoch auf, machte ich sie alle mit mir selbst aus. Sei es bei der Katastrophe mit den Eizellen, den missglückten Transfers, den vielen Hoffnungen, die enttäuscht wurden, oder bei der Angst vor den pränatalen Tests: Ich wollte meine Lieben nicht mit den Enttäuschungen belasten und ihre Sorge hätte rückwirkend nur noch mehr an mir genagt. Jede(r) geht damit anders um – mein Aszendent ist der Igel, womit alles gesagt wäre.

Meinen Manager weihte ich auf den letzten Drücker anderthalb Monate vor dem Geburtstermin ein. Als ich ihm die Umstände meines persönlichen Projekts „Ich werde Eltern" erzählte, rief er begeistert: „Das musst du aufschreiben!"

Ich hatte niemals zuvor mehr Power als in der Schwangerschaft. Bis zur Geburt bin ich meinem Job nachgegangen, habe den Haushalt geschmissen, direkt im Anschluss auf Twitch zur Formel 1 gestreamt, glutenfreie Plätzchen gebacken und parallel einen Tagespflegeplatz für mein ungeborenes Kind organisiert. „Fehlt nur noch, dass sie nachts allein mit 'm Bollerwagen durch den Schnee losgezogen ist!“, wird sich manch einer oder eine denken. Ganz so schlimm war es sicher nicht und ich würde auch nie behaupten, meine Plätzchen hätten tatsächlich geschmeckt oder mein Haushalt wäre perfekt organisiert gewesen. Ich hatte einfach einen guten Schwangerschaftsverlauf und konnte alles machen, wonach ich mich fühlte. Das wünsche ich jeder Mutter.

Mit der Zeit warf ich sogar meinen italienischen Aberglauben über Bord, der mir untersagte, vor der Geburt Kindersachen oder gar eine Babysitterin oder einen Kitaplatz zu suchen, weil das womöglich Unglück bringt. Wie jede Single-Mom befasste ich mich mit den nötigen Behördengängen und informierte mich über meine Ansprüche als alleinerziehende Mutter. Als ich mich über Elterngeld informierte, meinte meine Sachbearbeiterin: „Das ist so 'ne Sache … Wer ist denn der Vater?“ „Den gibt es nicht.“ „Aha. Sie sind aber angestellt?“ „Nein, ich bin Freiberuflerin.“ Die Sachbearbeiterin schaute mich mit leeren Augen an und kam zum Schluss: „Dafür haben wir kein Formular.“ Ich konnte es nicht fassen. Nach mehreren erfolglosen Anläufen, mich selbst durch den Bürokratiedschungel zu kämpfen und im Internet fündig zu werden, beauftragte ich eine Agentur, die harten Fällen wie mir hilft, überhaupt Kinder- und Elterngeld zu beantragen.

Ich passte einfach in kein Raster und scheiterte an jedem mir bekannten Formular. Auch in meinem Fall bestätigte sich: Bürokratie ist die Kunst, das Mögliche unmöglich zu machen. Aber zum Glück wurde mir durch den Kindergeldexperten geholfen. Es waren gut investierte 300 Euro Gage. Mein Bedarf an Schüßler-Salzen wäre mir teurer zu stehen gekommen, hätte ich dieses Bürokratiedesaster allein zu entwirren versucht.

Zum Ende des Jahres war alles organisiert. Ich hatte eine nette Babysitterin gefunden, die ich mit auf Produktionen nehmen konnte, und ich hatte sogar zwei Hebammen am Start! Eine Deutsch sprechende für die Zeit bis zur Geburt und, durch großes Glück und eine Menge Zufälle und glückliche Fügungen, eine italienische Hebamme für nach der Geburt. Ich fand den Gedanken so schön, dass mein Kind neben dem Rheinländischen auch den italienischen Singsang hören würde und liebte die Vorstellung, es könne sich bald schon seinen Pinocchio-Teller selber in fließendem Italienisch bestellen.

Außerdem hatte sich mein Babbo für die Zeit nach der Geburt angekündigt und so gab es auch zwischen ihm und der Hebamme keine Sprachbarriere. Zu meiner Überraschung stellte mein Hebammenmodell für die Krankenkasse bei der Finanzierung kein Problem dar. (Zur Nachahmung empfohlen!) Da der Uniklinik Düsseldorf ein guter Ruf in Sachen Kaiserschnitt nachgesagt wird, sollte die Entbindung dort stattfinden und mein Baby in diesem Krankenhaus zur Welt kommen. Wenn ich in den letzten 2 Wochen vor der Geburt zu den Wehenschreiber-Untersuchungen am Kreißsaal vorbeikam, fiel mir auf, dass im Wartebereich immer nur Paare saßen – von anderen Singlefrauen[48] keine Spur. Saßen die vielleicht in einem anderen Bereich nur für Alleingebärende, den ich nicht kannte? Wo man nicht mit mitleidigen Blicken bedacht wurde, weil man keinen nervös nägelkauenden Erzeuger vorweisen konnte? Der Bereich, wo man sich auch ohne Partner auf die Niederkunft freuen kann, während aus einer Bluetooth-Box Beyoncé ihren neuen Track „All the Single Mommys …“ trällert? Vielleicht nimmt ja eine Geburtsklinik diese Idee auf und wir entwickeln ein gemeinsames Konzept für ein Single-Mom-Wartezimmer.

Ich entschied mich gegen einen Geburtsvorbereitungskurs, da bei einem Kaiserschnitt ja viele Dinge, die bei einer natürlichen Geburt zu beachten sind, entfallen. Stattdessen besuchte ich 2 Wochen vor der Geburt eine Doula und ließ mich über das Prozedere eines Kaiserschnitts aufklären. Doulas sind nichtmedizinische Geburtshelferinnen, die der Mutter vor, während und nach der Geburt zur Seite stehen. Eine Schwangerschaftsmassage gab es noch on top. Mir war vor allem wichtig zu erfahren, was ich tun könnte, um diese einschneidende Erfahrung für das Kind so stark wie möglich positiv zu beeinflussen. Die Doula riet mir, vor der OP mit dem Arzt zu sprechen, um vorab eine Verbindung aufzubauen. Außerdem notierte ich mir, in Erfahrung zu bringen, ob das Bindungshormon Oxytocin verabreicht werden würde – denn falls nicht, sollte ich darauf bestehen, so die Doula. Sie ergänzte: „Ich würde dir auch empfehlen, währenddessen Musik[49] spielen zu lassen. Stell dir eine Playlist mit deiner Lieblingsmusik zusammen. Es hilft und viele Kliniken erlauben das mittlerweile.“ Gesagt, getan, rief ich in der Uniklinik an, um mit dem Arzt zu telefonieren, der den Kaiserschnitt vornehmen würde.

Als ich in der Warteschleife hing, wurde mir bewusst, dass es tatsächlich vollbracht war: Ich würde gleich mit dem Arzt sprechen, der meine Tochter auf die Welt holen sollte. Ich stand kurz davor, Mutter zu werden. All die Anstrengungen, Entbehrungen, die Wut, Zweifel und Ängste der letzten Jahre fühlten sich nicht mehr wie Belastungen, sondern wie bestandene Herausforderungen an. Wie Etappen bei der Erstürmung eines Gipfels, die ich alle aus eigener Kraft bewältigt hatte. Natürlich hat der aufreibende Weg zu meinem selbstbestimmten Glück auch kleine Narben hinterlassen, aber ich war stolz auf jede einzelne und freute mich bedingungslos auf die Geburt meiner Tochter.

11

Brief an Clara

Mein Schatz, amore di Mamma,

du wirst diesen Brief wahrscheinlich erst begreifen, wenn du ein bisschen älter bist. Aber du spürst sicherlich schon heute, dass du für mich bereits lange vor deiner Geburt ein ganz besonderes Kind warst. Babys entstehen nicht alle auf demselben Weg. Es sind nicht immer eine Mama und ein Papa beteiligt, sondern manchmal auch zwei Mamas oder zwei Papas und eine nette Frau oder – wie bei dir – eine Mama, ein lieber Mann und ein Arzt. Ich halte es für wichtig und richtig, dir schon früh zu sagen, dass du mit einer Samenspende entstanden bist. Oder sagen wir, du kommst aus einem goldenen Ei, das klingt doch viel schöner. Denn deine Mama konnte ohne die Hilfe von einigen tollen Menschen nicht schwanger werden. Wenn es an der Zeit ist, werde ich dir ganz genau erklären, wie das funktioniert.

Eines sollst du aber jetzt schon wissen: Es gibt so viele Wege, wie Babys entstehen können. Die Art und Weise spielt dabei keine Rolle! Wichtig ist einzig und allein, dass sie geliebt werden. Und du, mein Schatz, bist mein absolutes Wunschkind, für das ich mit ganzem Herzen gekämpft habe.

Damit du endlich zur Welt kommen konntest, habe ich viel Liebe, Hoffnung und Kraft aufbringen müssen und es war oft nicht einfach. Aber Mama hat nicht aufgegeben. Und jetzt, wo du bei mir bist, übertriffst du alle meine Vorstellungen, du kleines Wunder! So richtig kann ich es immer noch nicht begreifen und viele Menschen sagen mir, dass es noch lange dauern wird, bis es wirklich klick macht. Gleichzeitig fällt es mir von Tag zu Tag schwerer, mir vorzustellen, wie mein Leben ohne dich war. So besonders unser Glück ist, so normal sollte deine Entstehungsgeschichte sein.

„Nimm alles im Leben, wie es kommt, und mach das Beste daraus" war schon immer das Motto von meiner Mama, deiner Oma, und wir beide sollten es genauso halten. Ich möchte dich zu einer starken Persönlichkeit erziehen, die mit Weitsicht handelt, aber nicht von Zukunftsängsten geleitet wird. Egal, welche Herausforderungen sich dir in den Weg stellen, mache sie in deinem Kopf zu etwas Normalem. Es fängt schon bei kleinen Dingen an. Ich wohnte fast immer im Dachgeschoss und oft hieß es: „Sarah, das kannst du doch nicht machen! Was ist, wenn du dir ein Bein brichst? Ohne Aufzug mit Hund und Kind!" Meine Antwort lautete immer: „Warum soll ich denn davon ausgehen, mir ein Bein zu brechen? Warum schon vorher an alles denken, was schiefgehen könnte? Und falls doch, finde ich eine Lösung." Ich lass mich nicht so einfach

aufhalten. Das Leben ist eine Frage der Einstellung. Ich gehe offen damit um, scheue kein planbares Risiko und wünsche mir, dass du das auch so handhaben wirst. Voller Lebensfreude, Stolz und Stärke.

Letztendlich geht es niemanden etwas an, wie du entstanden bist. Ob die Befruchtung auf natürlichem Weg oder außerhalb meines Körpers in einer Petrischale stattfand. Fast so wie mit der Abinote, danach fragt hinterher auch keiner mehr. Diesen Satz wirst du mir sicherlich noch um die Ohren hauen, wenn du älter bist. Dennoch wirst du noch erleben, dass manche Menschen immer zu allem eine Meinung haben und diese Meinung voller Inbrunst ungefragt kundtun – sei sie auch noch so übergriffig.

Lass dich von solchen Menschen nicht verunsichern oder gar verletzen, denn du kannst immer mit voller Gewissheit sagen: Ich werde geliebt! Diese Gewissheit wird wie eine Rüstung sein, die dich unverletzbar macht. „Du bist nicht normal" ist kein Makel, sondern die einfache Tatsache, dass du genauso bist wie alle anderen Menschen auf dieser Erde auch. Was ist schon „normal"? Genau wie ich trägst auch du italienische Gene in dir und in Italien verstehen wir es ein Stück weit als Kompliment, wenn es heißt: „Sei matta!" „Du bist verrückt!"

In der Krippe, in der Kita und später in der Schule wirst du immer wieder feststellen, es gibt neben dir viele andere Kinder, die auch mit einem Elternteil aufwachsen, selbst wenn sie auf natürlichem Weg gezeugt wurden. Und ganz ehrlich, ein bisschen anders als andere zu sein, macht einen auch zu einer besonderen Persönlichkeit. „Normalität ist eine gepflasterte Straße. Man kann gut darauf gehen, doch es wachsen keine Blumen auf ihr." Dieser schlaue Satz stammt leider nicht von mir, sondern von dem berühmten Maler Vincent van Gogh. Ich würde mich freuen, wenn du ihn immer beherzigst.

Ich werde dir alles geben und wenn einmal ein Mann in mein Leben tritt, dann nur, wenn er auch dich liebt und dir ein guter Vater ist – uns gibt es nur im Doppelpack.

In Liebe
deine Mama

12

Meine Playlist für die Geburt

» Machen wir uns nichts vor: Geburt ist Ausnahmezustand. Komfortzone sieht anders aus. Und da ist es auch egal, ob natürlich, per Kaiserschnitt, mit Partner:in an der Seite oder ohne. Meine Meinung: Erlaubt ist alles, was sich gut anfühlt und nicht dazu führt, dass das Neugeborene die Mutter nur im Knast zu sehen bekommt. Die Szenarien sind naturgegeben kunterbunt: Geburtshaus mit Duftstäbchen und Shanti-Klängen über Geburt im Kreißsaal bis hin zum Kaiserschnitt im OP. Also musste eine Playlist her, die es draufhat, den Geburtsort zu einem flauschigen, warmen Ort zu machen, der aus jeder Ecke ruft: „Willkommen auf dieser Welt!"

Al Bano & Romina Power „Felicità"

Dieses Lied ist für mich Kindheit pur und die Erinnerung an stundenlange Fahrten im offenen Alfa Spider durch Italien auf den Spuren der Italo-Popgiganten. Bei Felicità geht es um die kleinen Dinge des Lebens, die Glück bedeuten: ein Glas Wein mit einem Stück Brot, ein flüchtiger Blick inmitten einer Menschenmenge, Regentropfen bei offenem Fenster, Sonnenstrahlen im Gesicht.

Antonello Venditti „Sara“

Jede Italienerin und jeder Italiener kennt den Cantautore und kann sein Liebeslied an die schwangere Sara auswendig mitsingen. Als meine Mutter mit mir guter Hoffnung war, fuhren meine Eltern gerade zu einem Termin beim Frauenarzt. Mein Vater suchte im Radio nach einem Sender und plötzlich schallte Antonello Vendittis „Sara“ aus den Lautsprechern. Meine Mutter drehte lauter und nach den ersten Takten wusste sie, wie durch eine Eingebung, sie würde ein blondes, daumenlutschendes Mädchen erwarten. Sie nannten es Sara(h).

Franco Battiato „La Cura“

Dieses Lied wurde mir auf Schallplatte mit Anfang zwanzig beim Auslandsstudium in Bologna vorgespielt und war sofort Teil des Soundtracks meines Lebens. Immer wenn ich an die Zeit in Bologna denke, läuft in meinem Kopf zu den Bildern das Lied von Franco Battiato.

Jovanotti „A te“ und „Serenata Rap“

Jovanotti ist gleich zweimal auf meiner Playlist vertreten. Zum einen mit dem Liebeslied an seine Tochter mit einem wunderschönen Text, in dem er ihr verspricht, er werde sie immer beschützen. Dieses Lied habe ich oft während der Schwangerschaft gehört und damit meine Tochter im Bauch beruhigt, wenn sie wieder Schluckauf hatte. Mal schauen, ob das auch bei einem ihrer Wutanfälle funktioniert. Der zweite Song aus dem Hause Jovanotti ist „Serenata Rap“ und der einzige Rap, den Sarah Valentina Winkhaus auswendig ballern kann. Sogar, wenn sie gerade ein Kind bekommt.

Mina und Adriano Celentano „Brivido Felino“

Mina und Adriano Celentano waren in den Sechziger- und Siebzigerjahren das italienische Traumpaar. Der Song erzählt den Disput zwischen Mann und Frau. Sie können nicht miteinander, aber sie können auch nicht ohne einander. Genau genommen handelt der Song ein bisschen auch von mir und meinen Männern … Wenn ich Minas Stimme höre, bin ich sofort in Italien, mit dem Duft von Pinienwäldern in der Nase.

Ricchi e Poveri „Mama Maria“ und Zucchero „Donne“

„Mama Maria“ musste unbedingt als Pusher auf die Playlist. Im Falle einer Erschöpfungsphase ist dieses Lied der richtige Burner, um die Stimmung zu heben. Genauso wie der Song von Zucchero. Es gibt gefühlt zwei Millionen Lieder über oder wegen der Frauen, aber keines, das nur annährend so schön ist wie „Donne“.

Alanis Morissette „Ironic“

Mit reichlich Weltschmerz und Heimweh im Bauch, aber diesem Song auf den Ohren verbinde ich mein Auslandsschuljahr in den USA. Letztendlich war es auch die Ironie des Schicksals, die mich über etliche Umwege und mit einigen Rückschlägen in den Kreißsaal geführt hat. Daher ist „Ironic“ für mich der beste Song, um weitab der eigenen Komfortzone Leichtigkeit zu bewahren. Passt also zu einer Geburt wie die Faust aufs Auge.

Lenny Kravitz „Are you gonna go my way“

Energiegeladene Musik war für mich bei Claras Geburt essenziell wichtig. Wenn einen mal der Mut verlassen sollte, kann treibende Gitarrenmusik wahre Wunder bewirken. Dieser Song ist der reinste Zitrone-Ingwer-Shot.

Led Zeppelin „Stairway to heaven“

Der ultimative Rockklassiker, der auf keiner Playlist fehlen darf. Der Song war gefühlt immer dabei: Bei der ersten Kippe, bei der es einem schwarz vor Augen wurde. Beim ersten Nachmittag, den man Billard spielend in der Kneipe verbrachte, um sich zum ersten Mal unbeschreiblich erwachsen und verrucht zu fühlen. Beim ersten Kind darf dieser Song selbstverständlich auch nicht fehlen.

Tina Turner „Simply the best“

Ich wollte dieses Lied unbedingt auf meiner Liste, weil ich diese Frau liebe. Tina Turner steht für Kraft, für Kampf, für Mut. Sie ist eine Ikone, die im Leben viele Rückschläge bewältigen und Hürden meistern musste. „Simply the best“ – genau das werde ich versuchen, meiner Tochter zu geben.

Rolling Stones „Ruby Tuesday“

Ich habe natürlich auch meine Italienische Familie gebeten, sich auf der Playlist zu verewigen. Wenn sie schon nicht physisch bei der Geburt dabei sein konnten, dann wenigstens musikalisch. Mein Onkel Lorenzo, ein Musiker, ließ mich wissen, dass dieser Stones-Song auf die Liste müsse.

Antonio Vivaldi „Die vier Jahreszeiten“

Klassische Musik begleitet mich schon mein ganzes Leben. Bei diesem energiegeladenen Violinkonzert werden Naturereignisse wie Gewitter und Stürme musikalisch fulminant bespielt. Und das macht Vivaldi zum perfekten Begleiter für den Kreißsaal, denn was ist eine Geburt, wenn nicht ein gewaltiges Naturereignis?

Claude Debussy „Clair de Lune"

Mit diesem Lied verbinde ich meinen italienischen Opa. Was mich an ihm bis heute beeindruckt, ist, dass er sich erst mit 67 das Klavierspielen beigebracht hat. Immer wenn meine Oma mir ihre Neuinterpretationen von klassischen Märchen erzählte, hörte ich im Hintergrund meinen Nonno am Klavier. Am liebsten Debussy. Als „Clair de Lune" im OP lief, hatte ich das warme Gefühl, Nonna und Nonno seien an meiner Seite.

Frédéric Chopin „Das Konzert für Piano und Orchester No. 2 in F minor Opus 21" und Edvard Grieg „Morgenstimmung"

Klaviermusik hat auf mich eine beruhigende Wirkung. Chopins Musik berührt mich emotional immer aufs Neue. Mit Griegs „Morgenstimmung" schickte mir meine Mutter Kraft, Unterstützung und Liebe in den Kreißsaal. Sie ist die stärkste Frau, die ich kenne, und mein Vorbild. Ich werde alles geben, um für Clara der Fels in der Brandung zu sein, der meine Mutter für mich ist.

Camille Saint-Saëns Karneval der Tiere „Der Schwan"

Eines meiner Lieblingsstücke aus der Klassik und ich liebe es, dieses Meisterwerk windschief auf dem Cello zu spielen. Mir hilft das prachtvolle musikalische Stimmungsbild immer beim Runterkommen und es sorgte auch im OP bei Arzt und Team für Entspannung und willkommene Abwechslung.

Freundeskreis „Mit Dir unplugged“

Das ist er: Der Song, der lief, als meine Tochter zur Welt kam. Es war maximal kitschig und übertraf alle Vorstellungen, die ich bislang von Glück hatte. Seitdem ich mein Baby das erste Mal in den Armen halten durfte, steht die Zeit still .... Ganz passend, wenn man bedenkt, dass ich die Jahre zuvor nichts anderes wollte, als mir Zeit zu erkaufen.

Heinz Rudolf Kunze „Dein ist mein ganzes Herz“

Diesen Song habe ich schon als Zehnjährige geliebt. Er gibt mir Energie und löst sofort einen Euphorieschub aus. Nicht verkehrt im Kreißsaal.

Herbert Grönemeyer „Männer“

Ich habe den Eindruck, viele Männer mögen den Song nicht. Meine Theorie: Sie missverstehen den Text und glauben, Grönemeyer beginge Hochverrat am eigenen Geschlecht. Dabei ist der Song eine Liebeserklärung an Männer. Und ich liebe Grönemeyer für diesen Song.

Jan Delay „Irgendwie, irgendwo, irgendwann“

Immer wenn ich diese Coverversion des original Nena-Songs höre, bin ich sofort gut drauf. Ein absoluter Partygarant, immer einsetzbar – irgendwie, irgendwo, irgendwann auch im Kreißsaal oder OP.

Milva „Hurra, wir leben noch“

Dieser Song ist eine Geheimwaffe, wenn es dramatisch wird und man seine Frau stehen muss. Ich hatte die Ehre, die große Milva kennenzulernen. Sie hatte eine unglaubliche Ausstrahlung und war eine wahre Erscheinung. Ich liebe diese Hymne ans Leben, die sie uns hinterlassen hat. Bei der Geburt meiner Tochter dachte ich: Wir haben alles überlebt, alles überstanden. Welcher Song passt da besser?

13

Und wie geht's jetzt weiter?

»Bei meinen Recherchen ist mir aufgefallen, dass Frauen ihr erstes Kind immer später bekommen – und zwar nicht nur in Deutschland, sondern auch in vielen anderen EU-Ländern. Oft sei es das Warten auf den richtigen Partner, das Frau dazu bringt, den Kinderwunsch vor sich herzuschieben. Dennoch denke ich, dass auch die immer noch vorherrschende Unvereinbarkeit von Beruf und Familie ein Grund dafür ist, dass Frauen immer später Mutter werden und Paare die Familiengründung nach hinten verlagern. Zu oft geht Mutterschaft hierzulande noch mit Karriereknick und Einkommenseinbußen einher, gefolgt von einem Rattenschwanz: Zementierung finanzieller Abhängigkeiten, weniger Rücklagen, weniger Rente, drohende Altersarmut. Immerhin ist Deutschland im Ländervergleich zur Vereinbarkeit von Familie und Beruf unter den Top 10: Von den Müttern sind 70 % erwerbstätig, allerdings 69 % davon in Teilzeit. Und hier ist der große Unterschied zum Vorzeige-EU-Land Schweden, dem Polesetter in Sachen Vereinbarkeit von Beruf und Familie. Von den Frauen mit einem Kind unter 7 Jahren sind 82 % erwerbstätig und nur 40 % davon in Teilzeit. Das Gefälle zwischen Männer- und Frauenerwerbstätigkeitsquote ist mit -4,3 % eines der niedrigsten.[50] Vereinbarkeit von Beruf und Familie funktioniert in Schweden. Gründe dafür gibt es viele: Der Staat fördert die Erwerbstätigkeit von Eltern durch finanzielle Leistungen und gute Kinderbetreuung. Gute Kinderbetreuung bedeutet hier vor allem frühe Öffnungs- und späte Schließzeiten. Bei uns in Deutschland ist zwar die Kinderbetreuungsquote hoch, aber nur wenige Kindergärten haben längere Öffnungszeiten, was es deutlich schwerer macht, Familie und Beruf zu vereinen. Ich reiße hier nur vereinzelte Aspekte an, aber eines ist deutlich: Schweden gilt als ultimatives Vorbild in Sachen Parität[51] – warum orientieren wir uns dann nicht längst stärker daran? Gesetze wie der Anspruch auf einen Kinderbetreuungsplatz werden hierzulande zum Teil nicht umgesetzt oder sind schlichtweg nicht zielführend. Was wären Alternativen? Wie kann mehr Gleichstellung erreicht werden? Durch bessere Bezahlung der Care-Arbeit? Sollte das Elterngeld noch viel stärker daran geknüpft sein, dass sich Paare die Elternzeit gerecht aufteilen? Das Ehegattensplitting, das die finanzielle Abhängigkeit verheirateter Frauen von ihrem Ehemann zementiert, abgeschafft werden? Bis die Politik endlich eine Lösung der Problemlage präsentiert, ist Social Freezing als Interimslösung anzuerkennen, nicht mehr und nicht weniger. Denn vollends auf Nachwuchs verzichten, weil wir uns den Nachwuchs finanziell und zeitlich nicht leisten können? Keine gute Idee!

Wir hören es doch ständig: Deutschland leidet an Fachkräftemangel und es gibt schlichtweg zu wenig junge Menschen, unsere Renten sind in Gefahr und was unsere Gesellschaft für die Zukunft händeringend braucht, sind Kinder. Es muss ein Ruck durch Deutschland gehen, wie Altbundespräsident Roman Herzog einmal sagte. Aber wie? Vielleicht mit einem bundesweiten Streik? Arbeit niederlegen und wie die Bauern protestieren? Für bessere Bezahlung in der Care-Arbeit? Spielen wir das doch mal gedanklich durch: Stellen wir uns vor, Frauen würden ab heute streiken und keine unbezahlte Care-Arbeit mehr leisten wollen. Für Frauen hieße das weniger Belastung, aber auch die Möglichkeit für mehr Vollzeitarbeit, gefolgt von besseren Aufstiegs- und Karrierechancen und besserer Bezahlung.

Und wie wäre das Leben für unsere Männer? Nun, mit kleinen Kindern könnten sie nicht mehr Vollzeit arbeiten, denn leider fehlt es an Betreuungsplätzen in Kitas und Schulen, die aufsichtsbedürftige Kinder bis abends betreuen. Viele Männer müssten Teilzeit arbeiten und hätten es karrieretechnisch entsprechend schwerer. Besonders hart würde es aber für die 700.000 Männer, die ein Kind unter einem Jahr zu Hause haben. Diese Väter könnten wahrscheinlich gar nicht arbeiten gehen. Gott sei Dank gibt es in Deutschland ja bis zu 3 Jahre Elternzeit. Die wurde übrigens im Jahr 2022 von Männern im Schnitt 3,6 Monate[52] genutzt, von Frauen im Durchschnitt gut dreimal so lang. Kann daran liegen, dass Männer noch immer das höhere Gehalt bekommen und mehr Geld nach Hause bringen.

Ebenfalls zur Care-Arbeit gehört aber auch der ganze Mental Load, also das Organisieren und Planen des Alltags, der Partnerschaft oder der Familie. Die plötzliche und bisher ungewohnte psychische Belastung könnte bei manchen Herren der Schöpfung zu Schlafmangel, psychischem Druck, chronischer Erschöpfung bis hin zum Burn-out führen. Hinzu käme, dass viele Männer einfach nicht in Care-Arbeit geübt sind. Wahrscheinlich wäre erst mal mit Pleiten, Pech und Pannen zu rechnen: Mehr vergessene Pausenbrote und Kinder, die nicht abgeholt werden und beim Hausmeister ein Schokokuss-Brötchen essen statt des veganen Nachmittagsbreis.

Ich übertreibe zwar, aber ich glaube, dieses kleine Gedankenexperiment verdeutlicht, wie ungleich es derzeit zugeht. Ganz abwegig ist das alles übrigens nicht. Umfragen zeigen nämlich, dass sich viele Männer wünschen, weniger zu arbeiten und mehr Zeit mit dem Nachwuchs zu verbringen.[53] Es wäre also eine Win-win-Situation wenn Care-Arbeit besser bezahlt bzw. gerechter zwischen den Eltern aufgeteilt würde.

Schaut man in meine zweite Heimat Italien, stellt man fest, dass dort immerhin die Werbung begriffen hat, dass Parität eine entscheidende Voraussetzung für das Wachstum[54] ist. Italiens Mobilfunkanbieter Nr. 1 warb im aktuellen Werbespot mit dem Slogan „Die Parität kann nicht warten". Ein Spot, der zu Silvester direkt vor der Ansprache des Staatspräsidenten auf allen Kanälen lief und im Netz innerhalb weniger Tage über 6 Millionen Mal aufgerufen wurde. Der Clip bringt es auf den Punkt und macht Parität zum Trend.

Machen wir uns nichts vor, Telecom Italia ist (noch) kein Vorbild für Gendergerechtigkeit, denn 76 % der Führungskräfte sind Männer, ABER die Resonanz auf den Werbefilm zeigt, wohin der Trend für Unternehmen gehen wird. Selbst in einem Land, wo die Politik traditionelle Rollenbilder zementiert wie in Italien, wo nur die Hälfte aller Frauen erwerbstätig ist und eine Frau an der Regierungsspitze alles tut, um diese traditionellen Rollenbilder hochzuhalten, selbst dort ist der Ruf nach „dem Sturz des Patriarchats" da. Geschenkt, dass ein börsennotiertes Unternehmen aus Werbezwecken auf Feminismus setzt.

Von der großen Leinwand, wie aktuell in der Science-Fiction-Satire „Baby to go" mit Emilia Clarke in der Hauptrolle, über Sienna Miller, die kürzlich mit über vierzig dank Social Freezing schwanger geworden ist und, wie sie sagt, „die grausame Biologie"[55] überwunden hat, bis hin zur Rosamunde-Pilcher-Schmonzette in der Samstagabend-Primetime: Das Thema selbstbestimmte Elternschaft ist präsent und kann nicht länger abgetan oder ignoriert werden: Leichter gesagt als getan.

Vielleicht hilft der Tipp aus überteuerten Managerinnen-Seminaren, sich die Situation vorzustellen, sich innerlich zu wappnen, um sich manchen Tabuschuh einfach nicht anzuziehen. Selbstbewusst als Beispiel voranzugehen, kann also die Devise sein. Über Tampons, Binden, Blutung, Erektionsprobleme, frühzeitige Ejakulation usw. wurde früher auch nur hinter vorgehaltener Hand gesprochen. Selbst die Verhütung durch die Pille war mal gesellschaftlich geächtet und das ist noch gar nicht so lange her.

Es braucht Vorbilder, seien es Politikerinnen, Promis, Freunde, andere Mütter und Väter. Wir müssen die Themen Gleichberechtigung und Familienplanung sichtbarer machen, wie es heutzutage so schön heißt. Selbstermächtigung war schon immer wirkungsvoller als Selbstmitleid. Deshalb: Wir brauchen Taten und Bilder, die Resonanz erzeugen, die Politik wird dann schon folgen.

Bei allen politischen, sozialen und gesellschaftlichen Aspekten rund um das Thema der selbstbestimmten Elternschaft ist eines allerdings das Wichtigste: Das Kind und nicht der eigene Egoismus sollte an erster Stelle stehen. Immer.

Noch mehr Infos ...

Wie viele Eier kann ich mir leisten?

Eine Kostenanalyse

» Social Freezing ist eine verdammt teure Angelegenheit. Wer sich für Kryokonservierung mit anschließender künstlicher Befruchtung entscheidet, könnte sich zum gleichen Preis einen nagelneuen SUV in die Garage stellen oder 2 Jahre in Köln zur Miete wohnen. Um einen guten Überblick zu bekommen, habe ich im Folgenden eine grobe Auflistung meiner Ausgaben für Behandlungen, Medikamente und sonstige Investitionen bis zur erfolgreichen Befruchtung sowie Links zu Informationen für die Bezuschussung zusammengetragen.

Natürlich sind die Zahlen nur als Hausnummer zu verstehen, denn Behandlungsabläufe und die daraus resultierende Medikation sind höchst individuell und von Frau zu Frau völlig unterschiedlich – aber das ist ja sowieso klar.

Stellt man meine Behandlungen in Deutschland und Griechenland gegenüber, fällt ganz klar ein Kostenvorteil ins Auge – allerdings nur auf den ersten Blick. Sowohl die Behandlung selbst als auch die Medikamente sind deutlich günstiger. Allerdings müssen bei einer Entscheidung für eine Behandlung im Ausland diverse Reisekosten wie Flüge, Übernachtungen und Taxi oder Mietwagen hinzugerechnet werden. Eine super Möglichkeit, Kosten einzusparen, ist es auch, die erforderlichen Medikamente über (Online-)Apotheken aus dem europäischen Ausland zu beziehen. Mein Arzt gab mir direkt den Tipp, in einer holländischen Onlineapotheke (serpha.eu) einzukaufen. Es lohnt sich auf jeden Fall, sich online umzuschauen bzw. den eigenen Arzt um Empfehlungen zu bitten, damit man auch an seriöse Anbieter gelangt.

Für meine letzten beiden Stimulationszyklen habe ich den holländischen Weg gewählt und mich im Nachhinein geärgert, dass ich nicht schon früher davon wusste, denn einige Präparate konnte ich auf diesem Weg deutlich günstiger beziehen. Das Prozedere ist ganz einfach: Rezept hochladen und im Anschluss werden die Medikamente gut gekühlt nach Hause geschickt.

Unter folgenden Links könnt ihr Informationen zur möglichen Bezuschussung einholen:

- Bezuschussung/Finanzierung IVF Bundesregierung BMFSFJ – Ungewollte Kinderlosigkeit
- Bundesregierung 2020 zu Social Freezing und IVF-Finanzierung
  Drucksache 19/20180 (bundestag.de)

Kostenaufstellung

München:

Mein Weg zu 14 kryokonservierten Eiern und einem Transfer

1. Zyklus OCP (7 Eizellen gewonnen) Follikelpunktion: **1.302,54 EUR**
   Medikamente zur Hormonstimulation: ca. **2.300 EUR**
2. Zyklus OCP (5 Eizellen gewonnen, davon kryokonserviert 4 Eizellen) Follikelpunktion: **932,21 EUR**, Kosten Hormonstimulation: ca. **2.300 EUR**
3. Zyklus OCP (3 Eizellen gewonnen) Follikelpunktion: **859,13 EUR**, Kosten Hormonstimulation: ca. **2.300 EUR**
4. Kryotransfer (14 Eizellen aufgetaut, 5 Eizellen der PN-Stadien) Transfer (Achtzeller, Zehnzeller) keine Zellen kryokonserviert übrig; Kryo-ICSI: **3.928,04 EUR**
5. Kryokonservierung und -lagerung von Eizellen insgesamt: **2.601,05 EUR**
6. Kryolagerung Samen insgesamt: **941,29 EUR**
7. Kosten Anwalt (Beratung/Belehrung zum Samenspenderregistergesetz): **250 EUR**

Der Neuanfang in Athen:

Eine Hormonstimulation und zwei Transfers

1. Hormonstimulation Kosten Medikamente: **1.130 EUR**
2. Kosten Follikelpunktion und Transfer: **4.500 EUR**
3. Medikamente Vorbereitung Transfer und Erhalt der Schwangerschaft: **1.511,79 EUR** und **544,19 EUR**
4. Kosten Transfer: **1.500 EUR**

(Ausgenommen Laborkosten für Blutbilder und Reisekosten!)

Summa summarum ca. 26.900 EUR

Aus dem Klinikalltag einer Kinderwunschtherapeutin

Interview mit Dr. med. Cordula Pitone, Kinderwunschzentrum REProVita Recklinghausen

» Dr. med. Cordula Pitone leitet seit 18 Jahren das Kinderwunschzentrum REProVita in Recklinghausen. Nachdem sie als ehemalige Eiskunstläuferin zunächst Sportmedizinerin werden wollte, entschied sie sich dann aber für eine Facharztausbildung für Gynäkologie und Frauenheilkunde/Geburtshilfe, wo sie bereits als junge Ärztin an der Universität München (LMU) mit Kinderwunschtherapien in Berührung kam. Mit nur 31 Jahren leitete Dr. Pitone als Oberärztin ab 2001 das damals größte nicht universitäre Kinderwunschzentrum Deutschlands, das Bielefelder Institut für Fortpflanzungsmedizin (BIF), bevor sie in Recklinghausen ihr eigenes Kinderwunschzentrum REPro-Vita („Recklinghausen für das Leben“) gründete. Frau Dr. Pitone lebt mit ihrer Familie in Recklinghausen und hat eine neunzehnjährige Tochter.

Liebe Frau Dr. Pitone, wir haben uns bei einem Frauennetzwerk-Treffen kennengelernt und ich hatte den Eindruck, dass vor allem Singlefrauen und gleichgeschlechtliche Frauenpaare bei Ihnen Thema sind. Wie gestaltet sich in Deutschland die Situation für Singlefrauen, die ein Kind ohne Partner bekommen möchten?
In Deutschland gibt es sehr viele Singlefrauen, die mit ihrem Kinderwunsch im wahrsten Sinne des Wortes allein gelassen sind, und bislang war es nicht einfach, sich diesen Wunsch zu erfüllen. Die Situation wird langsam besser, aber natürlich muss eine alleinstehende Frau noch immer Selbstzahlerleistungen aufbringen, sie muss an Spermien kommen, sie muss die Hürde überwinden, sich überhaupt erst mal zu outen, dass sie ein Kind haben möchte ohne einen Mann an ihrer Seite. Für diese Frauen ist es organisatorisch, finanziell und juristisch immer noch deutlich schwieriger als in einem „normalen Setting“ mit einem Partner an der Seite.

Heterosexuelle Paare werden bei ihrem Kinderwunsch finanziell unterstützt. Werden Singlefrauen ebenfalls bezuschusst?
Nein, leider nicht. Sobald Samenspenderspermien verwendet werden, ist die Therapie grundsätzlich eine Selbstzahlerleistung – aus welchen Gründen auch immer der Einsatz von Spenderspermien nötig wird. Auch heterosexuelle Paare müssen diese Selbstzahlerleistung erbringen, wenn ein medizinischer Grund

vorliegt, der Mann zum Beispiel nach einer Chemotherapie keine Spermien mehr produzieren kann. Das finde ich ein absolutes Unding! Diese Patient:innen müssen für Tausende Euro in einer Samenbank „einkaufen", um überhaupt eine Chance zu haben, ein Kind zu bekommen.

Darf man in Deutschland erfahren, wer der Samenspender ist?

Der Samenspender bleibt in Deutschland gegenüber den Wunscheltern und Kinderwunschtherapeut:innen anonym, d.h. er wird nicht namentlich bekannt gegeben. Natürlich wissen die Samenbanken, welche Person „dahintersteckt" anhand der entsprechend kodierten Spermienspenden, die dort eingefroren werden. Weder die Kindesmutter darf es erfahren noch die Kinderwunschklinik, wir bekommen nur den Code.

Das Kind/die Kinder, die mit einer Samenspende gezeugt werden, haben allerdings ein Anrecht auf die Kenntnis ihrer Herkunft und das ist vom Gesetzgeber auch so gewünscht. In Deutschland kann das Kind ab dem 16. Lebensjahr mit Einwilligung der Eltern und ab dem 18. Lebensjahr ohne elterliche Einwilligung selbstständig über ein zentrales Samenspenderregister (DIMDI) seine Herkunft/den Namen des Erzeugers erfahren.

Finden Sie, dass Samenspende für Singlefrauen ein gesellschaftliches Tabuthema ist?

Ja, ist es und die Tabuisierung ist das Hauptproblem, denn es ist gesellschaftlich begründet. Weil man noch immer das Idealbild Familie = Mama + Papa + Kind vor Augen hat, wird die Frage aufgeworfen, wie eine Frau denn nur ganz alleine Mama werden kann, ohne Mann an ihrer Seite. Das ist es, was es für Frauen nach wie vor schwer macht, diesen Schritt zu gehen, auch wenn sie sich sehnlichst ein Kind wünschen. Dieses Umdenken, diese gesellschaftliche Veränderung wird auch in Deutschland bald kommen, das hoffe ich zumindest sehr. Den Frauen fällt es sogar mir gegenüber schwer, den Wunsch zu äußern, ohne Mann schwanger werden zu wollen. Und auch im engeren Umfeld und in den Familien der Frauen gibt es Vorbehalte von wegen: „Das muss doch nicht sein – ohne Mann ist es doch so schwierig" oder „Wie egoistisch! Dann hat das Kind ja keinen Vater!" Ja, es ist natürlich schwierig(er), aber es ist machbar. Im besten Falle müsste man erst mal die Köpfe der Leute therapieren, damit sie dem Thema als Gesellschaft offener gegenüberstehen. Dann wäre es für die Frauen viel einfacher, diesen Schritt zu wagen.

Befindet man sich juristisch gesehen in einer Grauzone, wenn man sich für künstliche Befruchtung von einem anonymen Samenspender entscheidet?

Prinzipiell nein, denn es ist nicht gesetzlich verboten. Es gibt das Embryonenschutzgesetz, das die „künstliche" Befruchtung mit ärztlicher Hilfe regelt. Dieses aus dem Jahr 1991 (!) stammende Gesetz ist „vor ein paar Jahren" (2011) überarbeitet worden, aber in meinen Augen total veraltet. Ein Passus zum Thema alleinstehende Frauen steht dort nirgendwo im Gesetzestext. Die juristischen Grundlagen, die dafür nötig wären, sind darin nicht geregelt. Was also nicht verboten ist, ist grundsätzlich erlaubt – so einfach ist das.

Wie steht die Ärztekammer zu diesem Problem?

Die für uns zuständige, mäßig liberale und eher konservative Ärztekammer Westfalen-Lippe äußert nach wie vor dahingehend Bedenken, wir würden ihrer Meinung nach „willentlich und wissentlich Halbwaisen produzieren"! Das ist harter Tobak, aber diese Ausdrucksweise ist genau so gefallen. Man sieht schon, dass wir den Frauen in ihrer Not helfen, ja, aber die generelle Sorge der Ärztekammern ist, dass das Kind im Worst Case keine Fürsorge, Liebe und wirtschaftliche Absicherung erfährt, wenn es durch einen eventuellen Schicksalsschlag der Mutter allein im Leben stehen sollte. Grundsätzlich finde ich es nötig und wünschenswert, dass eine „Garantieperson" benannt werden sollte, wenn man eine Kinderwunschtherapie bei einer Singlefrau vornimmt, damit anstelle der Mutter jemand für das Kind Verantwortung übernehmen kann und die Klinik somit von eventuellen Ansprüchen befreit wird. Mir wurde von einer Juristin gesagt, die Garantieperson kann nicht Mutter oder Vater der Wunschmutter/künftigen Kindesmutter sein, weil diese logischerweise deutlich älter sind, d.h. sie tragen natürlich das Risiko, früher zu sterben. Es muss also jemand sein, der ungefähr im Alter der Mutter ist, ihr sehr nahesteht und am besten unterschreibt, dass er oder sie alles geben würde, um dieses Kind sicher durchs Leben zu führen, wenn es die Mama nicht mehr gäbe oder wenn sie schwer erkranken würde (quasi wie bei einer Patenschaft).

Wie verhält es sich bei lesbischen Paaren?

Noch vor wenigen Jahren war es so, dass die Samenspendetherapie bei Frauen in einer lesbischen Partnerschaft nicht gerne gesehen wurde, weil es nicht vorgesehen war, dass zwei Frauen ein Kind kriegen. Ich hatte schon vor langer Zeit in regelmäßigem Abstand immer wieder bei der Ärztekammer Westfalen-Lippe angefragt, wie es aussieht. Sollen wir? Dürfen wir? Ich habe mir quasi eine offizielle „Genehmigung" einholen müssen, damit ich mich wegen „unklarer Vaterschaft" nicht auf juristisches Glatteis begebe. Mir wurde immer vermittelt, es würde sich „etwas tun“ und ich müsse einfach Geduld haben. Letztendlich wurde von einigen engagierten Reproduktionsmediziner:innen mit bundesweiten Anträgen der leider notwendige Druck aufgebaut, bis es endlich vonseiten der Ärztekammer das „offizielle Go“ gab, um lesbische Paare zu behandeln. Obwohl es nach meinem juristischen Verständnis nie ein Verbot gab! Es war immer ganz klar, jede Frau darf schwanger werden. Es gibt keine gesetzliche Regelung, in welcher Lebenssituation man als Reproduktionsmediziner:in Spenderspermien einsetzen darf oder eben nicht.

Beim Thema Kinderwunschtherapie war in den veralteten Gesetzestexten immer nur von Mann und Frau die Rede. Die Vielzahl der (Paar-)Konstellationen, die es mittlerweile offiziell gibt, waren in den Gesetzen zum Zeitpunkt der Erfassung gar nicht vorgesehen oder denkbar.

Aber wie bereits gesagt: Was nicht explizit verboten ist, ist erst mal erlaubt!

Es gab dann ein paar Mutige, zu denen auch ich gehörte, die gesagt haben, wir machen das jetzt einfach mal. Woraufhin die Ärztekammer ihre Zustimmung gab. Warum das Go genau zu diesem Zeitpunkt kam (2019/2020), konnte mir niemand erklären. Es gab keine neue Rechtsprechung, keine neuen Gesetzestexte. Es gab wohl ein Umdenken bei der Ärztekammer im Sinne von „Warum sollen wir uns gegen alles stellen, was zeitgemäß oder progressiv oder liberal oder regenbogenfarben (egal wie man es nennen möchte) ist? Der internationale Trend geht ohnehin in diese Richtung und wir können uns dem nicht entziehen.“ Alle Reproduktionsmediziner:innen in Westfalen-Lippe dürfen mit Spenderspermien alle Frauen therapieren. Von unserer Seite gibt es keine Bedenken mehr.

Welche Patientengruppen betreuen Sie in der Regel? Sind das eher Heteropaare oder Singles oder Menschen mit gleichgeschlechtlichen Lebensentwürfen?

Generell natürlich meist heterosexuelle Paare. Bei Samenspendetherapien überwiegen mittlerweile ganz klar die lesbischen Partnerschaften, heterosexuelle Partnerschaften kommen dann an zweiter Stelle – Gott sei Dank, muss man sagen, weil das bedeutet, dass nicht so viele Männer gar keine Spermien produzieren. Bei meinen Patienten handelt es sich meist um Männer, die einen frühkindlichen Hodenhochstand hatten oder eine Chemotherapie in einer Zeit, in der es noch nicht üblich war, Spermien vor der onkologischen Therapie einzufrieren. Heute ist es zum Glück Usus, bei Männern in jungen Jahren vor fruchtbarkeitsschädigenden Therapien Spermien einzufrieren.

Das Social Freezing ist immer noch eine reine Selbstzahlerleistung, also eine individuelle Wunschleistung. Seitdem allerdings GKV-Krankenkassen das sogenannte Medical Freezing übernehmen, ist die Zahl der Patienten deutlich gestiegen. Das liegt meines Erachtens nicht nur an den entfallenen Kosten, sondern vielmehr daran, dass das Bewusstsein bei den Onkologen dahingehend geschärft wurde, dass es nicht nur ums nackte Überleben geht, sondern auch darum, eine Familienplanung zu ermöglichen, wenn die schwere Erkrankung überstanden ist.

Natürlich gibt es auch Paare, bei denen der Mann einfach keine Spermien produzieren kann, was in etwa 20 % meiner Samenspende-Patientenpaare ausmacht. Die restlichen 80 % sind lesbische Paare. Und weil wir es über die Kampagne seit 2019 offiziell gemacht haben, kommen zunehmend jetzt auch homosexuelle weibliche Paare und ab und zu Single-Moms zu uns. Wenn eine Frau alleine in die Praxis kommt, wird sie am Empfang ab 2024 informiert, dass wir nun auch für Singlefrauen Kinderwunschtherapien durchführen.

Weil es noch immer Praxen gibt, die davor zurückschrecken, Singlefrauen zu behandeln?
Da schwingt bei den Kolleg:innen immer die Angst mit, man könne sie rechtlich belangen, weil sie das Kind „gezeugt" haben. Was ja juristischer Quatsch ist.

Wird den Ärzten diese Sorge vor einer „Vaterschaftsklage" denn nicht durch die Nennung einer Garantieperson genommen?
Genauso ist es. Ich würde eine Singlefrau oder ein lesbisches nicht verheiratetes Paar vor Start der Samenspendetherapie immer zuerst zu einem Juristen oder einer Juristin für Familienrecht schicken. Denn bei lesbischen Paaren erhält die „Mit-Mutter" nicht die gleichen Rechte wie zum Beispiel ein werdender Vater, der durch eine Samenspende automatisch der soziale Vater ist, auch wenn er nicht der biologische Vater ist. Die Mit-Mutter in einer lesbischen Konstellation hat im Prinzip zunächst keine Rechte an dem Kind, deshalb sollte auf jeden Fall notariell geregelt werden, dass Fürsorgerecht und -pflicht geteilt werden und im Todesfalle der leiblichen Mutter das Kind von der Mit-Mutter versorgt wird. Kurz: Es gibt für lesbische Frauen und Paare auch 2024 noch keine Gleichstellung mit den Männern in heterosexueller Partnerschaft oder Ehe!

Würden Sie sagen, Social Freezing ist ein feministisches Thema?
Ich dreh den Spieß mal um. Ich würde mir wünschen, dass unsere Gesellschaft dafür sorgt, dass sich Frauen schon im guten biologischen Alter trauen, Mutter zu werden, und keine Angst

haben, sich zwischen Beruf und Kind entscheiden zu müssen, sondern beides vereinbar wäre. Es wäre die Ideallösung, wenn Frauen den Kinderwunsch nicht „nach hinten" verlegen müssten. Frauen, die „jetzt bloß nicht schwanger werden dürfen", erlebe ich jeden Tag in meiner Praxis. Frauen, die sagen, ich habe einen neuen Job, bin in Probezeit und das nächste (halbe) Jahr geht gar nicht. Das ist bei jungen Frauen nicht so dramatisch, aber wenn man Mitte/Ende dreißig oder Anfang vierzig ist, kann ein halbes Jahr schon mitentscheidend sein.

Social Freezing ist im Grunde ein Notfallkonstrukt, weil sich Frauen nicht in der Lage sehen, aus karrieretechnischen Gründen einen Cut zu machen und gegebenenfalls ein paar Jahre beruflich auszufallen. Es gibt aber auch immer mehr Frauen, die bei der Partnersuche (zu Recht) sehr wählerisch sind und „der Richtige" noch nicht in ihr Leben getreten ist und – wer weiß, ob der Traumprinz überhaupt noch kommt!

Für Singlefrauen mit Kinderwunsch ist es ein Konglomerat aus einer schwierigen Situation in der Gesellschaft, was die Kinderbetreuung angeht, die Vereinbarkeit zwischen Mutterschaft und beruflicher Karriere. Im Grunde genau wie bei heterosexuellen Partnerschaften mit zunächst „normalem" Start der Familiengründung und letztlich so oft alleinerziehenden Frauen aufgrund der hohen Trennungs-/Scheidungsrate unter Paaren.

Und was ich auch jeden Tag in der Praxis erlebe, sind die Männer, die ihre Partnerinnen „bremsen", im Sinne von: „Warte doch mal ab, das mit dem Kind muss doch nicht sofort sein, wir haben doch noch Zeit", „Lass uns doch erst mal das Haus bauen und viel reisen". Auf Zeit spielen ist auch etwas, das viele Männer gerne tun!

Kommt es vor, dass Patientinnen bei Ihnen sitzen und glauben, sie wären fruchtbarer, als sie eigentlich sind?

Oh ja! Das erlebe ich jeden Tag. Insbesondere Frauen, die noch unter vierzig sind, fühlen sich meistens noch megafruchtbar, denn sie sehen gut aus, treiben Sport, pflegen sich, essen gesund. Das ist leider das, was uns die Medien immer noch vorgaukeln: die unendliche Fruchtbarkeit, der ewige Jungbrunnen! Dank Botox und allen anderen kosmetischen Möglichkeiten sehen die Frauen ja heute auch deutlich jünger und länger jung aus als die Generation der Eltern oder Großeltern im selben Alter vor ihnen. Wenn man ein Bild einer Vierzigjährigen aus der Renaissancezeit mit einer gleichaltrigen Frau heutzutage vergleicht – das sind optisch Welten!

Das ist die Diskrepanz zu den inneren Werten, die man von außen nicht sehen kann. Für außen kann man viel tun, für innen nicht! Aber die Eizelle kann nicht durch Hyaluronsäure oder Extensions verbessert werden. Die Eizelle altert von Geburt an und ist irgendwann zu alt, um zu einem (gesunden) Kind werden zu können. Fit und jung aussehen heißt noch lange nicht automatisch, dass man noch gute Eizellen hat! Es gibt viele (relativ) junge Frauen, die gar nicht auf dem Schirm haben, dass es für sie eventuell schon Richtung Wechseljahre oder Unfruchtbarkeit (mit eigenen Eizellen) geht. Überraschend viele junge Frauen verfügen über nur noch ganz wenige Eizellen und sie kommen zu mir, um die „letzten Reserven zu bunkern“. Was eine Mischung aus Medical und Social Freezing darstellt, um die noch vorhandene Fruchtbarkeit zu erhalten.

Es gibt zwei verschiedene Patient:innengruppen, für die das Einfrieren von Eizellen bzw. Spermien wichtig ist: Es sind einmal die an einer schweren Krankheit leidenden Frauen oder Männer, in deren Fall das sogenannte Medical Freezing, das Einfrieren von Eizellen respektive Spermien und deren Lagerung, seit 2021 auch von der gesetzlichen Krankenkasse übernommen wird.

Die zweite Gruppe sind die Frauen (und selten Männer), die eine besondere/individuelle Lebensplanung haben. Diese möchten zwar irgendwann mal Kinder, aber eben jetzt noch nicht. Sie sind sich darüber im Klaren, dass die Fruchtbarkeit mit dem Alter abnimmt, und wollen mit noch jungen Eizellen (und selten Spermien) dafür sorgen, später noch die Chance zu haben, schwanger zu werden, sofern es auf natürlichem Wege nicht klappen sollte. Also eine Art „Back-up-System".

Erleben Sie, dass Frauen, die zu Ihnen kommen, in der „Stand-by-Falle" sitzen, weil sie ihre Entscheidung für ein Kind vom potenziellen Kindsvater abhängig machen und es im Grunde schon zu spät ist?
Ja, definitiv. Ich habe allein im letzten Jahr ein Dutzend Fälle von langjährigen Beziehungen erlebt, in denen der Mann die Bremse war. Wenn ich die Frauen unter vier Augen gesprochen habe, erzählten sie oft: „Mein Mann wollte lange nicht und dann fühlte er sich irgendwann zu alt für ein Kind." Oder er wollte nicht zum Spermiogramm, weil es ihm peinlich war, oder es gab die Angst, dass Einschränkungen gefunden werden könnten, dass etwas nicht in Ordnung ist, sprich dass er zeugungsunfähig ist. Das Problem bei den Männern ist sehr vielschichtig.

Aber in ganz seltenen Fällen gibt es auch Paare, bei denen der Mann gern Vater wäre und die Mutter Angst vor der Mutterschaft hat. Aber überwiegend sind es schon die Männer, die „auf Zeit spielen" und blocken und vertrösten. Wenn man nachfragt, warum seit 6 oder 7 Jahren kein Spermiogramm vorliegt, kommt dann die Angst davor zum Vorschein, dass die Frau seinetwegen belastet werden würde. Dabei wird die Frau sowieso belastet.

Egal an wem es liegt – den Großteil der Kinderwunschtherapie muss immer die Frau machen. Bei den Partnern spielt die Sorge hinein, kein „richtiger“ Mann zu sein, wenn man nicht uneingeschränkt zeugungsfähig ist. Oder der Mann denkt, „da kommt doch ein Erguss, da müssen doch auch Spermien drin sein“, was aber nicht immer der Fall ist. Es ist also eine Mischung aus Unwissenheit und Angst vor einer Diagnose der Zeugungsunfähigkeit oder auch die generelle Angst vor einer Vaterschaft und der lebenslangen Verantwortung.

Wenn Männer lange gegen eine Kinderwunschtherapie blocken, stecken in vielen Fällen negative Erfahrungen aus der eigenen Kindheit dahinter. Ich versuche, solche Probleme bereits in unseren Gesprächen herauszukitzeln, allerdings kann ich keine komplette Psychotherapie über die persönliche Vergangenheit des Partners durchführen, da der Frau sonst die Zeit davonrennt.

Gibt Social Freezing nicht auch dem Mann ein gewisses Stück Freiheit in der Lebensplanung? Wird das nicht als Vorteil empfunden?
Durch Social Freezing soll natürlich in erster Linie die Frau entlastet werden, aber es kann durchaus sein, dass viele Männer in einer Partnerschaft ganz froh sind, wenn sie wissen, dass die Frau schon Jahre, bevor man sich kennengelernt hat, Eizellen eingefroren hat. Wenn die Partner dann mit der Familienplanung noch nicht starten möchten oder es mit einer Schwangerschaft nicht klappt, haben beide noch ein bisschen Zeit. Ja, eine gewisse Entlastung für die Männer ist damit auch verbunden.

Gibt es „faule Eier“ unter den Kinderwunschkliniken?
Schwarze Schafe oder faule Eier (im wahrsten Sinne des Wortes) gibt es überall und weltweit. Es gibt natürlich keine Liste

der schwarzen Schafe, die darf es auch nicht geben. Ich werde jetzt keine Namen nennen, auch wenn ich von einigen wenigen weiß, dass es in den Kliniken nicht so läuft, wie es laufen sollte bzw. könnte. Das reicht bis zu kriminellen Machenschaften wie zum Beispiel der folgenden Aussage (mit vielsagendem Augenzwinkern): „Es muss ja nicht jede Frau sofort bei der ersten Behandlung schwanger werden. Man kann ja auch mal einen Embryotransfer ohne Embryonen machen oder eine Befruchtung mit Kulturflüssigkeit statt mit Spermien." So etwas gibt es! Und egal, mit welchen Mitteln diese Ärzt:innen überprüft werden – Qualitätsmanagement, Kontrolle durch Behörden usw. –, es wird immer schwarze Schafe geben. Die gibt es in jedem Beruf und in diesem hochsensiblen emotionalen Bereich wie dem unseren auch. Aber diese Fälle sollten bitte die riesengroße Ausnahme sein!

Wie kann ich als Patient:in die „faulen Eier" in der Branche erkennen bzw. gibt es „Red Flags"?

Auf den ersten Blick sind die faulen Eier unter den Reproduktionsmediziner:innen sehr, sehr schwer bis gar nicht auszumachen. Jede Patientin geht erst mal davon aus, dass Ärzte grundsätzlich nach medizinischen und ethischen Gesichtspunkten arbeiten und es gut mit der Patientin meinen und erfolgreiche Mediziner:innen sein wollen. Dass bei einer Kinderwunschtherapie alles seriös und legal abläuft, darf man gerade von Ärzten erwarten. Was mich stutzig machen würde, wäre, wenn jemand die ganze Zeit nur auf Kolleg:innen schimpft, was sie alles falsch machen und dass man selbst der beste Arzt oder die beste Ärztin aller Zeiten ist. Oder wenn die Patientin auf ihre medizinischen oder persönlichen Fragen nicht wirklich Antworten bekommt und nur darauf gedrängt wird, den Behandlungsvertrag zu unterschreiben, weil die Zeit drängt. Je mehr zeitlicher Druck aufgebaut wird, desto unseriöser. Für jemanden, der helfen will, sollte das Finanzielle eher Nebenschauplatz sein. Wenn man den Eindruck bekommt, in der Kinderwunschklinik steht der Mensch an zweiter oder dritter Stelle, dann würde ich die Praxis verlassen. Aber ob eine Kinderwunschklinik medizinisch oder labortechnisch gut arbeitet, kann der Laie von außen nicht wirklich herausfinden. Ein offizielles, für Patient:innen einsehbares „Ranking" der Kinderwunschkliniken gibt es nicht.

Aber es gibt den Bundesverband Reproduktionsmedizinischer Zentren Deutschlands e.V. (BRZ), der uns Kinderwunschärzt:innen vertritt und organisiert und alle Adressen der Zentren gelistet hat, die nach den üblichen (inter)nationalen Qualitätsstandards arbeiten.

Das Deutsche IVF-Register (DIR), an das wir die Daten der IVF-/ICSI-Behandlungen anonymisiert liefern (also prospektiv), kann anhand dieser Daten nachvollziehen, welche KW-Klinik gut arbeitet. Das DIR sammelt alle Daten und kann die Kinderwunschzentren vergleichen. Wir als einzelne Zentrumsinhaber:innen wissen also, wo wir qualitativ und quantitativ im nationalen Vergleich stehen. Aber die Patient:innen können nicht einsehen, auf welchem Rankingplatz wir stehen.

Wir bekommen viermal im Jahr entsprechende Quartalsmeldungen, deswegen kann ich guten Gewissens und sehr stolz sagen, dass „mein Baby REProVita" immer unter den Top 3 der Kinderwunschkliniken dabei gewesen ist, und letztes Jahr waren wir sogar auf Platz eins!

Wenn man nach ein paar IVF-/ICSI-Versuchen feststellt, dass es nicht geklappt hat, und sich die Frage stellt, ob die Klinik schlecht gearbeitet hat, ist es grundsätzlich extrem schwer zu beurteilen, ob einfach nur Pech oder ein Behandlungsfehler dafür verantwortlich war oder aber die Qualität der Embryonen nicht ausreichte.

Grundsätzlich gilt, je mehr ein Arzt kommuniziert, also wirklich nachvollziehbar für den/die Patient:in erklärt und mit offenen Karten spielt, also auch nicht so schöne Befunde mitteilt, desto solider und seriöser wird gearbeitet. Wenn alles über den grünen Klee gelobt wird, dann stinkt das ein bisschen, denn leider gehört auch Misserfolg zur Realität.

Sollten sich Patient:innen mehrere Meinungen einholen?

Richtig ist immer, eine zweite Meinung einzuholen, sich beraten zu lassen, einfach mal den ersten Eindruck mitnehmen. Wie ist die Behandlung von menschlicher Seite her? Gibt es klare Ansagen, sind die Informationen gut nachvollziehbar kommuniziert?

Es kommen auch viele Patient:innen zu uns, die zuvor bereits in anderen Kinderwunschkliniken waren und erzählen, was sie dort erlebt haben. Oft denke ich: „Das hätte viel besser laufen können." Wichtig ist, wie man als aktuell behandelnder Arzt oder Ärztin mit Vorwürfen an vorangegangene Therapien umgeht. Wie man sie beurteilt und konstruktiv gemeinsam mit der Patientin analysiert. Die Kritik muss seriös rüberkommen und konstruktiv und der oder die Therapeut:in sollte darlegen, was man anders machen könnte, wo noch „Luft nach oben" ist!

Welche Add-ons gibt es? Was kann ich noch machen, um eine Schwangerschaft zu fördern, welche Zusatzleistungen sind sinnvoll?

Ich denke, in diesem Punkt kann man auch noch mal die Seriosität und Qualität eines Arztes oder einer Ärztin einordnen, wenn er oder sie sagt: „Statistisch gesehen und nach internationaler Datenlage bringt diese Zusatzanwendung nicht mehr Erfolgsaussichten.“ Wenn einer Patientin in der Klinik Medikamente angeboten werden, die nicht ausreichend erprobt sind, muss der Arzt oder die Ärztin die Patientin darüber aufklären. Es gibt Anwendungen, die sich manche Kolleg:innen vergolden lassen, obwohl keine klare Datenlage darüber existiert, ob diese spezielle Anwendung mehr Erfolgschancen bringt.

Wenn ein Arzt anbietet, die Zusatzleistung zu machen, wenn die Patientin dies ausdrücklich wünscht, er die Leistung aber nicht empfiehlt, weil bisher bei anderen Patientinnen keine deutliche Verbesserung der Chancen festgestellt werden konnte, dann ist das eine seriöse Ansage. Da will niemand abzocken, sondern solide aufklären. Ganz wichtig: Es gibt keine Garantie für eine Schwangerschaft. Und wenn ein Arzt einer Patientin explizit verspricht: „Wir machen sie auf jeden Fall schwanger – zu 100 %“, ist das Quatsch!

Ebenso eine ausgesprochene Garantie von Erfolg durch die zusätzlichen Leistungen, die ausgerechnet nicht von den Krankenkassen übernommen werden. Es handelt sich um die sog. individuellen Gesundheitsleistungen (IGeL), die dementsprechend hochpreisig angesetzt werden. Da gibt es immer noch viel Humbug. Selbst wenn vor 20 Jahren schon klar war, die Anwendung bringt nichts, wird sie immer noch verkauft. In manchen Praxen wird zum Beispiel der ERA-Test (Endometrial Receptivity Assay) angeboten. Die Idee dieses ERA-Tests ist es, festzustellen, ob man zum geplanten Zeitpunkt den Embryotransfer sinnvollerweise vornehmen sollte und ob die Schleimhaut der Frau einen Embryo zu diesem Zeitpunkt überhaupt aufnehmen kann. Aufgrund meiner jahrzehntelangen Erfahrung halte ich aber nichts davon, denn dieser Test hat sich als wenig zuverlässige Methode herausgestellt.

Was würden Sie sich für die Reproduktionsmedizin wünschen?

Ich würde mir in Deutschland gesetzliche Voraussetzungen wünschen, die gerade den immer mehr werdenden etwas älteren Frauen, die genetisch bedingt ein deutlich höheres Risiko haben, Fehlgeburten zu erleiden, helfen, mittels PID (Präimplantationsdiagnostik) eine genetisch vorprogrammierte Fehlgeburt zu vermeiden. Die Freude über eine Schwangerschaft, gefolgt vom Verlust eines Wunschkindes – das ist das Brutalste, was es gibt, und zum Teil vermeidbar!

Eine Fehlgeburt kann generell jeder Frau passieren, aber wenn man vorher testen würde, ob ein biologisch gesehen gut entwickelter Embryo dann auch noch genetisch gesund ist, und man im Falle eines genetisch gesunden Embryos diesen nicht zurückgeben würde, dann könnte man diesen Frauen eine Schwangerschaft ersparen, die unweigerlich zur Fehlgeburt führen würde.

Ist die Präimplantationsdiagnostik in Deutschland nicht erlaubt?

Die PID ist in Deutschland nicht erlaubt – zumindest nicht in der Routine. Es gibt ein paar Einzelfälle (schwere genetische Vorerkrankungen), in denen das anders ist, schon seit einigen Jahren, aber die PID ist mit einem extrem hohen logistischen Aufwand im Vorfeld und auch mit erheblichen Selbstkosten (um die 10.000 bis 25.000 Euro) verbunden. Das kann sich auch nicht jede:r leisten …

Erlaubt ist die PID in Deutschland nur, wenn bei einem der Partner oder auch bei beiden eine bekannte genetische Anomalie oder Erkrankung vorliegt, auf die ein Embryo vor der Einnistung in die Gebärmutterschleimhaut getestet werden kann.

Bevor also ein betroffenes Paar „unter vier Augen“ ein Kind der Liebe zeugt, das mit hoher Wahrscheinlichkeit diese Erkrankung bekommen würde und schwerstgeschädigt wäre oder gar sterben würde, müssen diese Paare, die meistens reproduktionsmedizinisch gesund sind, „nur“ deshalb eine Therapie mittels ICSI machen, damit man die außerhalb des Körpers entstehenden Embryonen im Vorfeld des Embryoransfers untersuchen kann auf diese ganz speziellen, vorher bekannten genetischen Anomalien.

Es gibt Samenspendergruppen auf Facebook und in anderen Netzwerken, wo Männer anbieten, ihren Samen auf natürlichem Weg zu spenden, weil „die Erfolgschancen größer seien“. Sind solche Gruppen oder Samenspenden erlaubt?

Also ich weiß von lesbischen Paaren, die, bevor sie das erste Mal zu mir zur Beratung kommen, bereits den Weg über die eine oder andere private Samenspende über Facebook-Gruppen gegangen sind.

Es wird dann meistens zu Hause mit der sog. „Bechermethode“ probiert: Die Frauen, die einen regelmäßigen Periodenzyklus haben, prüfen mit einem Ovulationstest selbst, wann der Eisprung stattfindet, und zu diesem Zeitpunkt wird eben dieser Herr aus der Internetgruppe „einbestellt“, der seine Spermaprobe in einen sterilen Becher abgibt. Diese Probe wird mit der Spritze aufgezogen und dann führt sich die Frau selbst oder auch der/die Partner:in das Ejakulat in die Scheide ein. Also eine Insemination in die Scheide, biologisch wie beim Geschlechtsverkehr.

Das wird durchaus sehr häufig gemacht. Ich persönlich hätte da allerdings meine Bedenken: Wer weiß denn, ob dieser Spender überhaupt gute Spermien hat? Er kann natürlich behaupten, dass alles super bei ihm ist, er getestet wurde und schon zehn Kinder gezeugt hat. Weiß man, ob das so ist? Müssen die Spender irgendetwas vorlegen? Ich weiß nicht, wie das in den Facebook-Gruppen gehandhabt wird – gibt es Spermiogramme, von denen eine versierte Kinderwunschtherapeutin oder ein Androloge bestätigt, dass dieser Mann uneingeschränkt zeugungsfähig ist? Darüber hinaus hätte ich natürlich noch viel mehr Bedenken: Trägt er vielleicht eine Infektion in sich, die über das Ejakulat übertragen werden kann? Ich hätte zu viel Sorge, dass ich mir Ejakulat in die Scheide einführe (wie beim ungeschützten Verkehr), das die Infektionsgefahr erhöht für HIV, Hepatitis oder andere sexuell übertragbaren Erkrankungen.

Außerdem stellt sich auch noch die Frage, wie viele Halbgeschwister schon existieren, wie viele Kinder er schon gezeugt hat.

Wie ist das bei einer Samenbank geregelt? Woher weiß ich bei einem anonymen Samenspender, dass da nicht 150 Halbgeschwister existieren?

Es ist so geregelt, dass die Samenbank diesen Spender nicht mehr freigeben dürfte, wenn bereits 15 Kinder von ihm gezeugt wurden. Wenn wir im Kinderwunschzentrum für eine Therapie Spendersamen eingesetzt haben und daraus ein oder zwei Kinder geboren wurden, müssen wir das der Samenbank melden und die Samenbank meldet es wiederum beim zentralen Register (DIMDI). Dort ist zentral einsehbar, dass dieser Spender zum Beispiel in Hamburg, München oder Köln 15 Kinder gezeugt hat, und dann ist er „raus“, d.h. sein Sperma darf nicht mehr verwendet werden (zur Vermeidung von zu vielen Halbgeschwistern).

Was sagen Sie Frauen, die einen großen Kinderwunsch haben, sich aber nicht trauen, den Weg allein zu bestreiten?
Also ich bin persönlich sehr feministisch eingestellt. Ich rate diesen Frauen, die sich wirklich von Herzen ein Kind wünschen, eine effektive Kinderwunschtherapie zu machen! Männer kommen und gehen, Kinder bleiben! Das ist meine persönliche Meinung und auch Erfahrung. Ich weiß, es ist nicht immer fair den Männern gegenüber, aber bevor die Frauen sich zu sehr an die Idee der Unverzichtbarkeit der Männer klammern und irgendwann ohne Kind dastehen, sollte man als Therapeutin schon mit Nachdruck aufklären. Je nachdem, in welcher Lebenssituation die Frauen sich befinden, muss man oft klar sagen: „Die Uhr tickt schon sehr laut, jetzt oder nie Eizellen einfrieren oder direkt mit Samenspende eine Schwangerschaft anstreben!"

Wenn eine Partnerschaft auf der Kippe steht, warne ich natürlich ganz eindringlich davor, Eizellen mit den Samenzellen des (Noch-)Partners zu befruchten. Denn wenn das Paar sich trennt, dürfen wir die befruchteten Eizellen nicht mehr verwenden! Dann müssen wir diese befruchteten Eizellen verwerfen, sprich, es war alles umsonst! Also immer dann, wenn man schon denkt, das sind noch ganz junge Frauen, die vielleicht noch keinen festen Partner haben oder keine Ewigkeit an der Seite eines Mannes bleiben wollen oder seit Jahren in schwankenden instabilen Partnerschaften leben und sich nicht zum Kind durchringen können, würde ich immer, immer und ohne Ausnahme die Frauen dringend davon überzeugen, nur ihre Eizellen (unbefruchtet) einzufrieren.

Eizellen sind neutral, sie können von jedem Spendersamen befruchtet werden. Ist der Samen ihres potenziellen Ex-Mannes in der Eizelle, sind sie an diesen Partner gebunden.

Kann ich einer Frau, die keine eigenen biologischen Eizellen mehr hat, die zu einer Schwangerschaft führen, meine Eizellen spenden?

Nicht in Deutschland. So muss man es ganz klar ausdrücken. Angenommen, ich habe schon ein Kind bekommen und es sind noch wertvolle Eizellen übrig, die ich nicht mehr brauche, könnte ich einer Frau damit ganz viel Glück bringen und einen Lebenstraum verwirklichen, bevor ich sie wegwerfe.

Nur in Deutschland ist diese Eizellspende definitiv nicht erlaubt!

Aber man kann natürlich mit seiner Eizelle, seinem Eigentum, alles machen, was man will. Das heißt, sie aus Deutschland auslagern und dorthin transportieren lassen, wo Eizellspenden erlaubt wären und die dort „unter bedürftige Frauen bringen". Das ist technisch machbar. Denn was am Ende mit der Eizelle passiert, ist für mich als Ärztin nicht mehr juristisch interessant. Ebenso ist in Deutschland eine Embryonenspende durch das Embryonenschutzgesetz (EschG) verboten. Wenn also ein neues Leben entstanden ist – und das ist ja schon durch die Kernverschmelzung vom ersten auf den zweiten Tag des Lebens der Fall –, ist das medizinisch schon ein neuer kleiner Mensch und dieser Embryo darf in Deutschland keiner anderen Frau übertragen werden.

Egal ob Single-Mom, lesbisches oder heterosexuelles Paar – wo stecken Sie die Grenze, wie viel Selbstbestimmung ist richtig bzw. wann ist Schluss?

Das kann ich allgemein nicht so festlegen und muss ich immer ganz individuell entscheiden. Es hängt von vielen, vielen Faktoren ab. Natürlich ist das auch vom Alter der Frauen abhängig. Wir hatten eine Achtzehnjährige bei REProVita, die aus unerfindlichen Gründen über keinerlei Eierstockreserven verfügte. Sie wurde nie operiert, hatte keine Chemotherapie, aber ihre letzte Blutung lag drei Jahre zurück und sie kam wegen Zyklusstörungen zu mir. Dieser Frau kann ich leider nicht mehr helfen.

Im Gegensatz dazu gab es eine Patientin und Kollegin, die mit 47 Jahren noch schwanger wurde, weil sie überdurchschnittlich gute Voraussetzungen mitbrachte. Sie hatte einfach noch so viele Eizellenvorräte, dass noch ein paar gute und gesunde dabei waren. Und auch das gibt es noch mit Ende vierzig, das ist eben das andere Extrem.

Aus diesem Grund kann man das nicht verallgemeinern, sondern muss individuell feststellen, ob Gebärmutter und Eierstöcke rein organisch gesehen gesund sind. Wie ist die Eierstockreserve, gibt es Myome oder Endometriose? Wie steht es um die biologische Fruchtbarkeit dieser einzelnen Frau – natürlich immer in Verbindung mit dem Mann, den wir dazu brauchen – oder alternativ den Spenderspermien? Was hat sie für eine Vorgeschichte, hat sie bereits Kinder, wie viele Embryotransfers sind schon gemacht worden, sind diese gut gelaufen und medizinisch gut geleitet worden? Oder hat man den Eindruck, dass in den vorherigen Kinderwunschzentren noch nicht alles „herausgeholt" worden ist? Hier kann man eventuell noch ganz andere Ansätze bringen. Häufig passt mein Eindruck und dann stimmt meistens auch meine Einschätzung.

Was wünschen Sie sich von den Ärzten und Ärztinnen?

Ich würde mir wünschen, dass Gynäkolog:innen Frauen generell auch unter dem Aspekt der „Kinderwunschvorsorge" untersuchen. Also, wie sieht es denn mit den Eierstockreserven aus? Ist das noch okay, was ich da sehe, oder muss ich schon Bedenken haben, dass diese Frau demnächst nicht mehr schwanger werden kann? In diesem Fall muss ich eindrücklich aufklären. Ich biete hier bei REProVita allen umliegenden Kolleg:innen an, mir eine Patientin vorzustellen, wenn sie selbst unsicher sind. Es geht um die Aufklärung an der Basis, die Gynäkolog:innen dahingehend zu sensibilisieren, Frauen frühzeitig zu Kinderwunschzentren zu schicken, um auch schon mit Anfang zwanzig oder dreißig zu checken, ob reproduktionsbiologisch alles in Ordnung ist.

Was ist für Sie der größte Wunsch an die Gesellschaft bzw. an die Gesetzgeber?

Also prinzipiell würde ich mir wünschen, dass medizinisch indizierte Kinderwunschtherapien, die leider sehr teuer sind, wieder komplette Kassenleistung werden. Das verhält sich für mich wie bei jeder anderen Erkrankung, für die kein Mensch etwas kann.

Die Diagnose lautet hier Unfruchtbarkeit und sie hat unterschiedlichste Ursachen. Egal ob auf männlicher oder weiblicher Seite – warum soll eine Patientin für die Behandlung einer Erkrankung selbst bezahlen, nur weil es um den „Wunsch" nach einem Kind geht? Das empfinde ich als große Ungerechtigkeit.

Außerdem finde ich es allerhöchste Zeit, dass bei einer Kinderwunschtherapie auch bei lesbischen Paaren die Samenspende ebenfalls zur Hälfte von der Kasse übernommen wird, wie bei Hetero-Ehepaaren. Es ist einfach nicht fair, dass eine Frau, nur weil sie eine Frau liebt, deutlich mehr bezahlen muss, wenn sie schwanger werden will.

Außerdem muss sich ein gesellschaftlicher Aspekt ändern: Nämlich, dass man Frauen den Wunsch nach einem Kind auch ohne Mann an ihrer Seite leichter ermöglicht und seltener die Nase gerümpft wird und der Frau Egoismus unterstellt wird. Aber da muss (in Deutschland) noch viel in den Köpfen der Menschen passieren.

Spenderprofil

Im Folgenden die Originaldokumente, die ich über den Samenspender der dänischen Samenbank einsehen konnte.

» Nach ausgiebiger Suche habe ich mich für eine dänische Samenbank als Bezugsquelle für Spendersamen entschieden. Ausschlaggebend für mich war unter anderem die unkomplizierte Handhabung, dass ich quasi direkt nach meiner Onlineanmeldung Zugriff auf alle Infos zu den Spendern hatte und mir selbst einen Überblick verschaffen konnte – mir gab diese maximale Transparenz ein gutes und selbstbestimmtes Gefühl. Bei meinen Recherchen stieß ich auch auf andere Modelle, bei denen anhand von Fragebögen, die die Frau ausfüllt, Vorschläge für passende Spender vom Team der Samenbank ausgewählt werden.

Wie bei allem im Leben, sollte man auch hier gut auf sein Bauchgefühl hören und sich für die Variante entscheiden, die sich am besten anfühlt.

Sörens Punkteverteilung

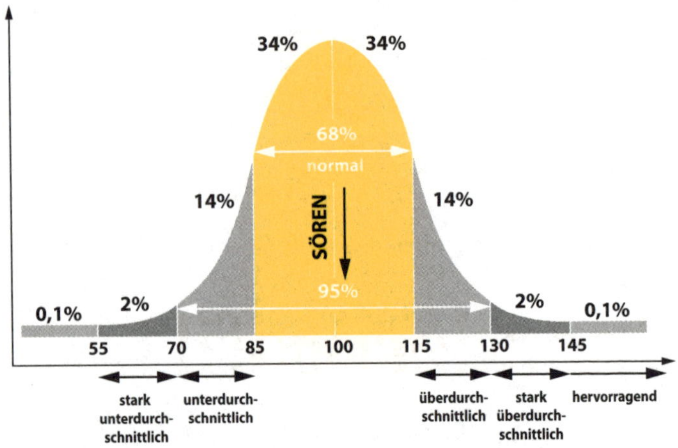

Sörens Persönlichkeitsdiagramm

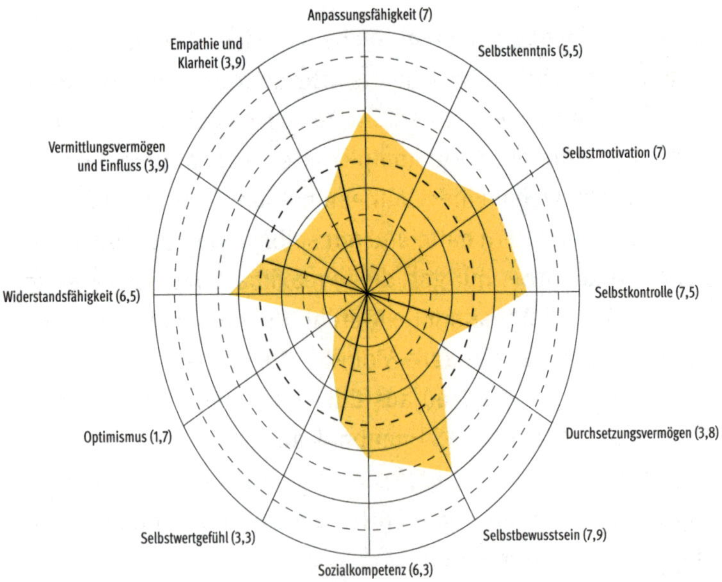

Emotionaler Intelligenz (EQ) Test-R für Spender: Sören

Der Emotionale Intelligenz Test-R beurteilt die Fähigkeit, die eigenen Emotionen und die anderer wahrzunehmen, zu verstehen und mit diesen umzugehen.

- Quotient: 101
- Level: Sören verfügt über etwas überdurchschnittliche emotionale Intelligenz

Sörens Stärken

Sören hat Vertrauen in seine Fähigkeiten und seine Findigkeit. Er ist daher bei seinen Entscheidungen zuversichtlich und kann Änderungen und schwierige Situationen gelassen angehen.

Wenn Sören negative Emotionen verspürt, ist er allgemein in der Lage, sie gut zu kontrollieren, ruhig nachzudenken und daraufhin zu handeln. Sören versteht es, genug Drang in sich aufzubringen, um seine Ziele zu erreichen. Er kann sich darauf verlassen, dass er seine Projekte fertigstellt.

Sörens Schwächen

Sören lässt manchmal seinen Problemen freien Lauf. Er fokussiert sich auf negative Aspekte und hat Angst davor, was in der Zukunft passieren könnte.

Ratschläge für Sören

Wenn Sören Schwierigkeiten hat, muss er an die guten Dinge in seinem Leben denken und an das, was er erreicht hat. Er muss weitermachen und daran denken, dass das Beste noch kommt.

Interpretation der Ergebnisse

Selbstkenntnis

Sören kann gut selbstreflektieren, dies hilft ihm, seine Emotionen und sein Verhalten effektiv zu analysieren. Er ist sich nicht immer aller seiner Wünsche und Bedürfnisse bewusst.

Selbstkontrolle

Sören hat eine gute Selbstkontrolle und er lässt sich nicht von den negativen Gefühlen wie Stress, Wut oder Frustration übernehmen. Er weiß, wann er einen Schritt zurück machen und die Situation analysieren muss, und er behält dabei meistens Kontrolle über seine Emotionen.

Selbstmotivation

Wenn Sören ein neues Projekt angeht, versteht er, dass er Motivation und Entschlossenheit in sich finden muss, um seine Ziele zu erreichen.

Anpassungsfähigkeit

Sören besitzt die Fähigkeit, sich anzupassen. Er achtet auf Menschen und Situationen. Dies erweist sich nicht nur bei der Bewältigung von Änderungen als nützlich, sondern auch in seinen zwischenmenschlichen Beziehungen.

Optimismus

Sören neigt oft dazu, sich von Schwierigkeiten belasten zu lassen und nur die negativen Aspekte von Situationen zu sehen. Diese Einstellung kann ihn daran hindern, bestimmte Chancen voll auszunutzen.

Widerstandsfähigkeit

Sören gibt nicht auf, nachdem er bei etwas versagt hat. Er lernt aus seinen Fehlern und lässt sich nicht von Reue belasten.

Selbstbewusstsein

Sörens Selbstbewusstsein scheint unerschütterlich zu sein. Er zweifelt nicht an seinen Fähigkeiten und glaubt an sich. Dieses Selbstbewusstsein gibt ihm Selbstvertrauen bei seinen Entscheidungen und er fordert sich ständig selbst heraus. Allerdings kann Sören auch zu selbstsicher sein und daher bestimmte Schwierigkeiten herunterspielen oder gute Ratschläge vernachlässigen.

Sozialkompetenz

Sein Verhalten und seine Fähigkeit, sich auszudrücken, zeigen deutlich, dass Sören sich im Umgang mit Menschen wohlfühlt. Sein Interesse an Gesprächen und seine Freude am Gedankenaustausch sind spürbar.

Durchsetzungsvermögen

Allgemein legt Sören Wert darauf, Standpunkte zu äußern, die für ihn wichtig sind, auch wenn andere anderer Meinung sind. Wenn er jedoch der Meinung ist, dass ein Thema unwichtig ist, zieht es Sören vor, nichts zu sagen oder schnell einen Kompromiss zu akzeptieren.

Empathie und Klarheit

Sören kann Emotionen und Absichten je nach Situation richtig oder falsch interpretieren. Er achtet auf seine Umgebung und darauf, was andere zu ihm sagen, allerdings auf eine leicht oberflächliche Art. Dadurch kann es passieren, dass ihm bestimmte Details entgehen, die sich als nützlich erweisen könnten.

Vermittlungsvermögen und Einfluss

Sören zeigt manchmal die Fähigkeiten, als Vermittler aufzutreten. Allerdings ist er nicht immer in der Lage, seine Ideen auszudrücken und seine Umgebung erfolgreich zu überzeugen. In angespannten Zeiten wird Sören mehr oder weniger effektiv versuchen, alle zu beruhigen.

Umfassendes Spenderprofil des Spenders Sören

Sören hat die folgenden Informationen für zukünftige Eltern und Kinder bereitgestellt, die einen Eindruck von ihm bekommen wollen:

Allgemeine Informationen und Eigenschaften

- Ethnische Zugehörigkeit: Dänisch
- Größe: 179 cm
- Gewicht: 76 kg
- Körperbau: Sportlich
- Schuhgröße: 43

- Kleidungsgröße: L
- Hautton: Hell
- Gesichtsform: Quadratisch
- Lippenform: Mittel
- Augenfarbe: Grün
- Augenbrauen: Dunkelbraun
- Bartfarbe: Braun
- Haarfarbe: Dunkelbraun
- Haarstärke: Dick
- Haartextur: Wellig
- Blutgruppe: A-

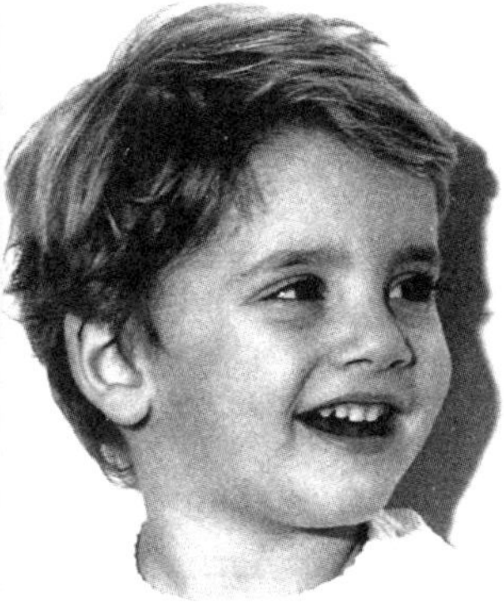

Ausbildung von Sören

Bildung, Beruf, vorherige Berufserfahrung und gesprochene Sprachen des Spenders

Sören hat insgesamt 16 Jahre die Schule besucht, inklusive Grundschule und weiterführende Schule. Er absolvierte die Polizeiakademie und arbeitet zurzeit als Ermittler bei der dänischen Polizei. Zuvor arbeitete er als Polizist, Metzger, Behindertenpfleger und Gefängnisaufsicht. Sein Karriereziel ist es, eine führende Position innerhalb der Polizei zu erzielen, wofür er 2 weitere Jahre Ausbildung absolvieren möchte. Seine Muttersprache ist Dänisch, er spricht auch Schwedisch, Norwegisch, Englisch, etwas Deutsch und etwas Arabisch. Er hat auch Kurse wie Rettungstaucher und Notfall-Ersthelfer absolviert. Er hat nicht beim Militär gedient.

Q&A mit Sören

Leben, Erfahrungen und schöne Erinnerungen von Sören

Mit welchen Begriffen würden Sie Ihren Charakter beschreiben?

- Treu und vertrauenswürdig

Beschreiben Sie Ihre Stärken.

- Ich bin ein sehr zuverlässiger Typ, ein Teamplayer und ein guter Zuhörer.

Beschreiben Sie Ihre Schwächen.

- Ich kann sehr stur sein.

Wie ist Ihr Familienstand?

- Verheiratet

Haben Sie Kinder?

- Ja, zwei Söhne. Mein ältester Sohn ist 1,55 m groß und wiegt 35 Kilo. Er hat dunkelblondes Haar und grüne Augen. Als Mensch ist er sehr vertrauensvoll und offen, kann aber auch stur sein. Er ist ein Kämpfer und ein talentierter Fußballspieler. Normales Wachstum. Es liegen keine besonderen medizinischen Informationen über ihn vor. Mein jüngster Sohn ist 135 cm groß und wiegt 25 Kilo. Er hat dunkelblondes Haar und grüne Augen. Er ist auch ein vertrauensvoller und offener Mensch, aber hat viel Temperament. Er hat einen niedrigen Muskeltonus und ist kognitiv etwas herausgefordert, wird aber in beiden Bereichen immer stärker. Als Baby hatte er Lungenprobleme.

Welche Sportarten betreiben Sie bzw. haben Sie betrieben?

- Tischtennis, Karate, Thaiboxen, Boxen und brasilianisches Jiu-Jitsu

Welche anderen Sportarten interessieren Sie?

- Fußball und MMA

Zählen Sie alle anderen Hobbys auf, die Sie möglicherweise haben oder hatten.

- Außer Zeit mit meiner Familie und meinen Freunden zu verbringen, höre ich gerne Musik und lese Bücher.

Welche Instrumente spielen Sie bzw. haben Sie gespielt?

- Gitarre und Bassgitarre

Religion:

- Christlich

Wie viele Stunden Schlaf bekommen Sie durchschnittlich pro Nacht?

- 7 Stunden

Ernähren Sie sich gesund?

- Ich versuche es.

Rauchen Sie?

- Nein

Fahren Sie Fahrrad?

- Sehr oft

Wie viel Alkohol trinken Sie durchschnittlich pro Woche?

- 1–2 Biere.

Welche Länder haben Sie schon besucht?

- Australien, Philippinen, Thailand, Malaysia, Laos, Singapur, Ägypten, Türkei, Griechenland, Italien, Holland, Deutschland, England, Schweden, Norwegen

Beschreiben Sie den schönsten Urlaub, den Sie je hatten:

- Ich bin 7 Monate lang durch Südostasien gereist und habe dabei viele interessante Menschen getroffen und einige tolle Orte gesehen.

Was gefällt Ihnen an Ihrem eigenen Land am besten?

- Der Wohlfahrtsstaat, die Meinungsfreiheit und die Offenheit.

Sörens Träume, Lieblingsdinge und Erfahrungen

Wer sind Ihre Idole/Helden/Heldinnen?

- Nelson Mandela. Meiner Meinung nach war er das Symbol der Hoffnung.

Was sind Ihre Ziele im Leben?

- Ich versuche, ein guter Vater und Ehemann zu sein.

Was waren Ihre Kindheitsträume?

- Ich wollte die Welt bereisen.

Welche Werte bewerten Sie am höchsten?

- Loyalität

Welches Kindheitserlebnis hat Sie am meisten beeindruckt?

- Als Kind bin ich oft mit meinem Großvater angeln gegangen. Er war eine große Inspiration für mich.

Welches war Ihr größtes Erlebnis oder Ihr größter Moment?

- Als ich Vater geworden bin.

Welches war Ihr glücklichstes Erlebnis oder Ihr glücklichster Moment?

- Als ich Vater geworden bin.

Welches war Ihr lustigstes Erlebnis oder Ihr lustigster Moment?

- Ich hatte viele lustige Momente in meinem Leben.

Welches war Ihr schrecklichstes Erlebnis bzw. schrecklichster Moment?

- Als meinem jüngsten Sohn Essen im Hals stecken geblieben ist und ich den Notruf anrufen musste.

Welches war Ihr stolzestes Erlebnis bzw. Moment?

- Als ich Vater geworden bin.

Welches war Ihr gefährlichstes Erlebnis bzw. Moment?

- Ich bin einmal auf eine giftige Schlange getreten.

Welches Erlebnis in Ihrem Leben war Ihr größter Kummer?

- Als mein Großvater gestorben ist.

Was ist Ihre Lieblingsfarbe?

- Grün – die Farbe der Hoffnung.

Was ist Ihr Lieblingstier?

- Meeresschildkröte – sie lebt in perfekter Harmonie mit ihrer Umwelt.

Was ist Ihr Lieblingsessen?

- Thailändisches Essen – scharf und lecker.

Was ist Ihre Lieblingsmusik?

- Ich mag alle Arten von Musik. Für jeden Moment gibt es ein Genre.

Was ist Ihr Lieblingsauto?

- Für mich ist ein Auto nur ein Transportmittel, aber ich mag die alten amerikanischen Klassiker.

Was ist Ihr Lieblingshaustier?

- Hunde – sie sind loyal und freuen sich immer, dich zu sehen.

Was ist Ihre Lieblingsjahreszeit?

- Sommer, mit warmem Wetter. Viel Sonne macht mich glücklich.

Was ist Ihr Lieblingsbuch und/oder Autor?

- Ich lese gerne, aber ich habe kein Lieblingsbuch oder einen Lieblingsautor.

Was ist Ihr Lieblingsfilm und/oder Regisseur?

- Quentin Tarantino. Er ist einfach unglaublich.

Sörens Stammbaum

Informationen über Sörens Geschwister, Eltern und Großeltern

Großvater väterlicherseits

- Alter: 59
- verstorben
- Ethnische Zugehörigkeit: Dänisch
- Ausbildung: Militär
- Beruf: Er hatte einen Wäscheservice
- Größe: 180 cm
- Gewicht: 80 kg
- Haarfarbe: Braun
- Augenfarbe: Blau
- Gesundheit: Gut

Großmutter väterlicherseits

- Alter: 64
- verstorben
- Ethnische Zugehörigkeit: Dänisch
- Bildung: Keine Ausbildung
- Beruf: Hausfrau
- Größe: 165 cm
- Gewicht: 60 kg
- Haarfarbe: Braun
- Augenfarbe: Blau
- Gesundheit: Gut

Vater

- Alter: 68
- Ausbildung: Verkäufer
- Beruf: Im Ruhestand
- Größe: 180 cm
- Gewicht: 95 kg
- Haarfarbe: Braun
- Augenfarbe: Blau
- Gesundheit: Gut

Großvater mütterlicherseits

- Alter: 78
- verstorben
- Ethnische Zugehörigkeit: Dänisch
- Ausbildung: Schmied
- Beruf: Fabrikarbeiter
- Größe: 178 cm
- Gewicht: 85 kg
- Haarfarbe: Braun
- Augenfarbe: Grün
- Gesundheit: Gut

Großmutter mütterlicherseits

- Alter: 45
- verstorben
- Ethnische Zugehörigkeit: Dänisch
- Bildung: Keine Ausbildung
- Beruf: Hausfrau
- Größe: 168 cm
- Gewicht: 60 kg

- Haarfarbe: Dunkelblond
- Augenfarbe: Grün
- Gesundheit: Gut, bis sie Krebs bekam

Mutter

- Alter: 67
- Ausbildung: Postangestellte
- Beruf: Im Ruhestand
- Größe: 167 cm
- Gewicht: 55 kg
- Haarfarbe: Braun
- Augenfarbe: Grün
- Gesundheit: Gut

Schwester

- Voll- oder Halbgeschwister: Vollgeschwister
- Alter: 35
- Ausbildung: Pädagogin
- Beruf: zwischen zwei Jobs
- Größe: 170 cm
- Gewicht: 75 kg
- Haarfarbe: Braun
- Augenfarbe: Grün
- Gesundheit: Gut

Handschriftlicher Brief

Eine persönliche Nachricht von Sören

Hi,
ich habe mich entschieden, ein Samenspender zu werden, weil ich es als eine tolle Möglichkeit sehe, Leuten zu helfen, Eltern zu werden und eine Familie zu gründen.

Ich bin selbst ein stolzer Vater von zwei schönen Jungs und ich glaube, dass es jede:r verdient hat, dieses wahre Gefühl von Freude und unglaublicher Liebe, das man nur durch das Elternsein spüren kann, zu erfahren.

An zukünftige Kinder:

Behandle alle Menschen immer so, wie du selbst behandelt werden willst.

Sei dir immer treu und folge deinem Herzen und deinen Träumen und dann wirst du alles erreichen können.

Behandlungsunterschiede in Deutschland und Griechenland

Interview mit Dr. Ioannis Zervomanolakis, Partner der Kinderwunschklinik Hygeia IVF Embryogenesis im Athener Krankenhaus Mitera

Dr. Ioannis Zervomanolakis ist angesehener Wissenschaftler und Partner der Kinderwunschklinik Hygeia IVF Embryogenesis im Athener Krankenhaus Mitera, einem der größten und fortschrittlichsten Zentren für assistierte Reproduktion in Griechenland. 1992 begann Dr. Zervomanolakis sein Studium an der Medizinischen Fakultät der Universität Athen, das er 1998 abschloss. Anschließend absolvierte er das Fachgebiet

Gynäkologie-Geburtshilfe in Deutschland und promovierte in den Jahren 2000–2004 an der Universität Bonn zum Thema „Korrelation der Embryonenqualität mit Stimulationsprotokollen bei der IVF“. Als Leitender Oberarzt an der Klinik für Gynäkologische Endokrinologie und assistierte Reproduktion der Universität Innsbruck in Österreich in den Jahren 2006–2009 beschäftigte er sich ausschließlich mit der Betreuung von Paaren mit Unfruchtbarkeit und sammelte umfangreiche Erfahrungen in allen modernen IVF-Methoden.

Was war für Sie die Hauptmotivation, sich im Bereich Kinderwunsch zu spezialisieren?
Während des Medizinstudiums kommt man mit den verschiedenen Fachbereichen in Kontakt. Aber dieses Glück, das man mit dem Paar teilen darf, und eine Schwangerschaft erfolgreich begleiten bzw. bei der Geburt dabei sein zu dürfen, das ist ein Wunder. Das macht mich sehr glücklich.

Welcher Gruppe gehören Ihre Patienten an? Sind es mehr Singlefrauen, heterosexuelle Paare oder gleichgeschlechtliche Beziehungen?
Ich bin in der größten Kinderwunschklinik Griechenlands tätig. Wir betreuen jährlich zwischen 7.000 und 8.000 Paare. Das heißt, wir können ein breites Spektrum an Patient:innen abbilden. Im letzten Jahr beispielsweise haben wir über 5.000 Behandlungen zur Eizellgewinnung durchgeführt. Mittlerweile kommen unsere Patient:innen aus aller Welt zur Behandlung nach Griechenland, weil unsere Gesetzgebung es erlaubt, u. a. alleinstehende Frauen mit Kinderwunsch bei uns zu behandeln. Außerdem haben wir auch die Möglichkeit einer Eizellspende, die nicht in allen Ländern möglich ist, wie beispielsweise auch in Deutschland.

Würden Sie denn sagen, dass sich die Anzahl der Singlefrauen unter den Patientinnen in den letzten Jahren vergrößert hat?

Das kann ich mir gut vorstellen und das hat auch mit dem Alter der Patientinnen zu tun. Im Rahmen meiner Tätigkeit habe ich mehrere Frauen erlebt, die eine lange Beziehung hinter sich haben, in der es nicht zu einem Kind gekommen ist. Andere wiederum haben bereits ein Kind entbunden, aber die Familienplanung ist noch nicht abgeschlossen. Ebenso behandeln wir Paare mit schlechter Eizellen- oder Spermienqualität.

Gibt es auch gleichgeschlechtliche Paare?

Bei uns in Griechenland dürfen gleichgeschlechtliche Paare nicht behandelt werden.

Für welche Behandlung kommen ausländische Patientinnen nach Griechenland?

Zusätzlich zur Eizellspende wird die Präimplantationsdiagnostik (PID), also die Untersuchung der Embryonen bei Paaren, die schon im fortgeschrittenen Alter sind, wiederholte Fehlgeburten erlebt bzw. eine genetische Vorbelastung haben, in Griechenland angeboten. Das ist theoretisch in Deutschland auch möglich, aber die Bedingungen sind sehr streng. (Anmerkung der Autorin: siehe Interview Dr. Pitone) Aus diesem Grund kommen viele Paare aus Deutschland für diese Untersuchung zu uns.

Nimmt die Unfruchtbarkeit bei jungen Frauen zu?

Sie wissen ja, dass ich sowohl in Deutschland als auch in Österreich tätig war. Bei uns in der Klinik liegt das Durchschnittsalter der Frauen in der Erstbehandlung bei 38,9 Jahren, was eher hoch ist. Ich habe die gleiche statistische Auswertung bei uns wie in der Ambulanz an der Uni Innsbruck gemacht, da lag das Durchschnittsalter der Frauen bei der Erstbehandlung bei 33 Jahren. Das bedeutet offensichtlich, dass in Südeuropa die Frauen ihren Kinderwunsch lieber später erfüllen möchten. Warum auch immer. Abgesehen davon konnten wir im Rahmen unserer Tätigkeiten feststellen, dass das Alter der Frau bei der Erstgeburt in den Siebzigerjahren bei 21 Jahren lag, mittlerweile liegt es in Westeuropa bei über 30 Jahren. Insgesamt sehen wir, dass die Frauen lieber später Kinder bekommen, und dieses längere Warten bringt es mit sich, dass es dann durchaus zu Problemen kommen kann. Das Alter der Frau ist beim Kinderwunsch der wichtigste Faktor, denn nach dem 35. Lebensjahr nimmt die Qualität der Eizelle ab.

Ist Social Freezing in Ihrer Klinik erlaubt?

Danke für die Frage, ja, Social Freezing ist bei uns erlaubt. Ich habe letzte Woche eine 44-jährige Frau bei uns entbunden, die sich aufgrund einer Brustkrebserkrankung vor 10 Jahren einer Eizellentnahme unterzogen hatte, Medical Freezing also. Nach dem Auftauen hat die Befruchtung mit dem Samen ihres Partners tatsächlich funktioniert – mit einer über 10 Jahre eingefrorenen Eizelle! Eine der transferierten Blastozysten hat zur Geburt eines gesunden Mädchens geführt! Das war vor einer Woche. Der Trend zum Social Freezing hat sich allerdings erst in den letzten sechs, sieben Jahren ergeben.

Es ist zu lesen, dass für die Unfruchtbarkeit bei Frauen und Männern sogenannte Weichmacher verantwortlich gemacht werden.

Allgemeine Umwelteinflüsse sind immer kumulativ und je älter eine Frau ist, die sich einer Kinderwunschbehandlung unterzieht, desto höher ist die Belastung durch solche Faktoren. Ich glaube, dass auch das mit dem Alter der Frau zusammenhängt, sprich mit der Dauer der Belastung durch Umwelteinflüsse.

Wie wird das Thema Social Freezing und künstliche Befruchtung in Griechenland angenommen? In Deutschland ist das noch ein Stück weit tabu, viele sind betroffen, aber nur wenige sprechen darüber.
Ich habe den Eindruck, und das ist auch das Feedback, das ich von meinen Kollegen in Deutschland bekomme, dass die Frauen die Ärzte selbst darauf ansprechen. Das erlebe ich in Griechenland genauso, seitdem wir diese Methode publik gemacht haben. Wir haben in unserer Klinik im letzten Jahr über 900 Frauen mit Medical/Social Freezing aufgrund einer Krebserkrankung behandelt. Das ist ein großer Anteil unserer Patientinnen und nicht so gering, wie man denkt. Ich habe jetzt keine genauen Informationen zu den Daten in Deutschland, aber in Griechenland, in einer großen Kinderwunschklinik wie der unseren, führen wir Egg Freezing bei 15–20 % unserer Patientinnen durch. Das ist doppelt so viel wie vor fünf Jahren.

Ich kann nicht sagen, dass Social Freezing in Griechenland ein Tabuthema ist, ich höre immer wieder von Freunden und Bekannten, die das Thema in ihrem Freundeskreis offen kommunizieren. Wie oben bereits erwähnt, bekommt man in Griechenland grundsätzlich später Kinder und von daher sind die Frauen hierzulande diesem Thema gegenüber sensibilisiert.

Wann, würden Sie sagen, ist eine IVF, wann eine ICSI empfehlenswert?
Das ist immer individuell, ich kann zumindest sagen, dass große Kliniken wie unsere ICSI bei 90 % der Behandlungen durchführen. Ursprünglich wurde die ICSI-Methode bei männlichen Part-

nern mit schlechter Spermienqualität eingeführt. Mittlerweile ist diese Methode etabliert und die Erfolgsrate mit ICSI noch höher als bei der konventionellen IVF (In-vitro-Fertilisation). Man kann also bei der ICSI eine höhere Befruchtungsrate gewährleisten. Bedenken Sie, dass man bei einer über 35-jährigen Frau, die nur noch wenige Eizellen zur Verfügung hat, eine geringe Befruchtungsrate nicht riskieren möchte. Das hat schlichtweg mit Statistik zu tun.

Es gibt rechtliche Unterschiede zwischen Deutschland und Griechenland. Worin liegen diese?
Der große Unterschied ist die Eizellspende, die bei Frauen sogar bis zum 54. Lebensjahr erlaubt ist. Über die deutschen Medien und von meinen Kolleg:innen in Deutschland bekomme ich berichtet, dass es auch dort Initiativen für die Legalisierung der Eizellspende gibt.

Wie sieht es mit der Leihmutterschaft in Griechenland aus?
Leihmutterschaft ist aus medizinischen Gründen erlaubt und ist so per Gesetz festgelegt. Erst nach einem positiven Gerichtsbeschluss darf man in Griechenland eine Leihmutterschaftsbehandlung durchführen.

Wie viel Einfluss hat Ihrer Meinung nach die Psyche auf das Gelingen?
Schwierig zu beurteilen, weil ich die Paare immer erst betreue, wenn sie sich bei mir melden und sich für eine Kinderwunschbehandlung entschieden haben. Aber die meisten Paare haben eine lange Vorgeschichte hinter sich und da spielt die Psyche eine wichtige Rolle.

Wann ist für Sie als Arzt der Punkt erreicht, an dem Sie sagen, es reicht. Sie haben es zu lange probiert, es bringt nichts mehr ...
Das hängt von der medizinischen Situation ab. Was man generell sagen würde, ist, dass eine Frau ab 35, die einen Kinderwunsch hat und über 6 bis 12 Monate unverhütet erfolglos probiert, schwanger zu werden, bei einem Kinderwunschexperten vorstellig werden sollte. Der Punkt, an dem man sagt, dass eine Kinderwunschbehandlung keinen Sinn macht, hängt eher von der Anzahl und Qualität der verfügbaren Eizellen ab. Dann sollte man sich schon überlegen, ob das Sinn macht oder nicht.

Die Altersgrenze einer Kinderwunschbehandlung für Frauen liegt in Griechenland bei 54 Jahren. Kommt es oft vor, dass Sie über 50-Jährige behandeln?
Oft ist es nicht und es ist sehr selten, dass alle Voraussetzungen stimmen. Man muss auch belegen, dass die Frau zu einer Schwangerschaft imstande ist, und das kommt in diesem Alter sehr, sehr selten vor.

Wie ist es in Griechenland, ist dort die offene oder nur die anonyme Samenspende erlaubt?
Mittlerweile ist seit vorletztem Sommer beides erlaubt, aber die offene Spende ist immer schwierig. Offene Spende würde bedeuten, dass die Kinder später erfahren, wer der Spender war. In Griechenland wird eher die anonyme Samenspende angewendet. Die offene Samenspende kommt seltener vor, ganz einfach aus Angst vor Unterhaltsansprüchen usw. Wobei dieser Fall allerdings gesetzlich geregelt ist.

Glossar

Bundesärztekammer

Als Arbeitsgemeinschaft der 17 deutschen Ärztekammern wirkt die Bundesärztekammer (BÄK) aktiv am gesundheitspolitischen Meinungsbildungsprozess der Gesellschaft mit und entwickelt Perspektiven für eine bürgernahe und verantwortungsbewusste Gesundheits- und Sozialpolitik. Die BÄK unterstützt die Arbeit der Ärztekammern und nimmt dabei mittelbar auch gesetzliche Aufgaben wahr. Der einmal jährlich stattfindende Deutsche Ärztetag ist die Hauptversammlung der Bundesärztekammer, das sogenannte „Parlament der Ärzteschaft“.

Ethikrat

Der Deutsche Ethikrat bearbeitet gemäß seinem gesetzlichen Auftrag ethische, gesellschaftliche, naturwissenschaftliche, medizinische und rechtliche Fragen sowie die voraussichtlichen Folgen für Individuum und Gesellschaft, die sich im Zusammenhang mit der Forschung und den Entwicklungen insbesondere auf dem Gebiet der Lebenswissenschaften und ihrer Anwendung auf den Menschen ergeben. Der Deutsche Ethikrat ist in seiner Tätigkeit unabhängig und nur an den durch das Ethikratgesetz begründeten Auftrag gebunden. Die 26 Mitglieder des Deutschen Ethikrates üben ihr Amt persönlich und unabhängig aus. Sie dürfen keine aktiven Mitglieder des Bundestages oder der Bundesregierung bzw. eines Landtages oder einer Landesregierung sein. Die Ratsmitglieder sollen naturwissenschaftliche, medizinische, theologische, philosophische, ethische, soziale, ökonomische und rechtliche Belange in besonderer Weise repräsentieren sowie unterschiedliche ethische Ansätze und ein plurales Meinungsspektrum vertreten.

Blastozyste

Als Blastozyste wird das Zellstadium um den 5. Tag nach der Befruchtung bezeichnet. Währenddessen erfolgt eine erste Zelldifferenzierung, die Auflösung der Zona pellucida und die Anheftung der Blastozyste an die Gebärmutterschleimhaut (Nidation). Einige Zellen der Blastozyste haben eine wichtige Bedeutung für die Funktionsweise von Schwangerschaftstests. Durch das von den Zellen produzierte Hormon hCG können Schwangerschaften bereits in einem sehr frühen Stadium nachgewiesen werden.

Befruchtete Eizelle

Bei der Verschmelzung von Eizelle und männlicher Samenzelle (Spermium) entsteht das befruchtete Ei, die sogenannte Zygote. Durch diesen Vorgang wird der Grundstein für neues Leben gelegt.

Embryo

Per Definition ein Lebewesen in der Frühform seiner Entwicklung. Dieser Begriff ist im § 8 ESchG Absatz 1 (Embryonenschutzgesetz) eindeutig definiert: „Als Embryo im Sinne dieses Gesetzes gilt bereits die befruchtete, entwicklungsfähige menschliche Eizelle vom Zeitpunkt der Kernverschmelzung an, ferner jede einem Embryo entnommene totipotente Zelle, die sich bei Vorliegen der dafür erforderlichen weiteren Voraussetzungen zu teilen und zu einem Individuum zu entwickeln vermag."

Embryonenschutzgesetz (ESchG)

ist ein deutsches Strafgesetz (13.12.1990) zur Regelung der In-vitro-Fertilisation. Es soll insbesondere die missbräuchliche Verwendung von IVF-Techniken zur Erzeugung von menschlichen Embryonen verhindern und menschliche Embryonen vor einer fremdnützigen Verwendung, beispielsweise zu Forschungszwecken, schützen.

Embryotransfer

Von Embryotransfer spricht man, wenn die außerhalb des Körpers befruchteten Embryonen in die hormonell vorbereitete Gebärmutter einer Frau eingebracht werden. Nachdem die Eizellen befruchtet wurden, kommen sie in einen Brutschrank und beginnen, sich zu teilen. Oft kann es sinnvoll sein, den Embryotransfer am dritten Tag nach der Follikelpunktion durchzuführen, während sich die Embryonen im Achtzellstadium befinden. Nach der gegenwärtigen Rechtslage dürfen nie mehr als drei menschliche Embryonen gleichzeitig übertragen werden, um die Zahl von Mehrlingsschwangerschaften gering zu halten. Der Handel mit menschlichen Embryonen ist laut Embryonenschutzgesetz verboten.

Eizelle

Eizellen sind weibliche Keimzellen mit einem haploiden Chromosomensatz. Mit der Verschmelzung eines Spermiums entsteht die Zygote.

Eizellenbildung erfolgt prä- und postpartal (vor und nach der Geburt) in den Eierstöcken. Dieser Vorgang heißt Oogenese. Das Geschlechtschromosom in Eizellen ist immer ein X-Chromosom. Erst das Geschlechtschromosom im Spermium determiniert das Geschlecht des Kindes.

Follikel

Follikel (auch Ovarialfollikel oder Eifollikel) sind Eibläschen, die die Eizellen wie eine schützende Hülle umgeben und dazu beitragen, dass diese sich ideal entwickeln kann und zum richtigen Zeitpunkt auf ihren Weg Richtung Gebärmutter geschickt wird. Ovarialfollikel (Eibläschen) sind keine Eizellen (Oozyten). Viele Frauen verwechseln manchmal diese Begriffe und glauben, dass Follikel und Eizellen das Gleiche sind. Das ist aber nicht der Fall. Ohne intakte Follikel kommt keine Schwangerschaft zustande.

Heparin

Heparin ist ein Blutgerinnungshemmer, der zur Vermeidung von Thrombosen eingesetzt wird. Er soll aber auch den Blutfluss in der Gebärmutterschleimhaut verbessern und so die Einnistung des Embryos fördern.

Hormonstimulation

Durch Hormongabe (FSH-Präparate) werden mehrere Eizellen zur Reifung stimuliert; optimal ist einer britischen Studie zufolge die Reifung von 15 Eizellen. Die Frau injiziert sich etwa 11 Tage lang (abhängig vom Follikelwachstum) mit einer Spritze oder einem sogenannten Pen Follikelstimulierendes Hormon (FSH) in einer festgelegten Dosis subkutan, das heißt unter die Haut in den Bauch. Die hormonelle Stimulation soll dafür sorgen, dass mehrere Eizellen gleichzeitig heranreifen, um sie im Rahmen einer In-vitro-Fertilisation (IVF) oder Intrazytoplasmatischen Spermieninjektion (ICSI) befruchten zu können.

IVF

In-vitro-Fertilisation, lateinisch für „Befruchtung im Glas", ist eine Methode zur künstlichen Befruchtung. Sie wurde in den 1960er- und 1970er-Jahren von Robert Edwards, der 2010 dafür den Nobelpreis für Medizin erhielt, und Patrick Steptoe entwickelt. Die Eizellen werden mit dem aufbereiteten Sperma in einem Reagenzglas zusammengebracht. Es findet eine spontane Befruchtung statt. So erfolgt eine natürliche Selektion der mobilen und schnellen Spermien.

ICSI

Die Abkürzung ICSI steht für „intracytoplasmatische Spermieninjektion". Das bedeutet, dass ein einzelnes Spermium mithilfe einer feinen Pipette direkt in das Zellinnere (Cytoplasma) der zuvor entnommenen Eizelle eingespritzt wird. Die Prozedur ahmt das natürliche Eindringen des Spermiums in die Eizelle nach. Der gesamte Vorgang geschieht allerdings außerhalb des Körpers und wird unter dem Mikroskop kontrolliert.

Offene Samenspende

In Deutschland ist nur die sogenannte offene Samenspende erlaubt. Für die Samenspende-Gesetzeslage in Deutschland gilt seit 1. Juli 2018 das neue Samenspenderregistergesetz

(SaRegG). Dieses betrifft sowohl Spender als auch Kinder, die durch eine Samenspende in Deutschland gezeugt wurden:

Kinder, die nach dem 30. Juni 2018 durch eine Samenspende gezeugt wurden, können ihre genetische Abstammung erfahren. Hierzu werden die persönlichen Daten des Samenspenders in einem zentralen Register erfasst, sprich die Daten des leiblichen Vaters. Ebenso sind in diesem Register die Daten der Frau erfasst, die die Samenspende erhalten hat. Diese Daten werden für 110 Jahre gespeichert. Zudem werden die Daten beim Deutschen Institut für Medizinische Dokumentation und Information (DIMDI) registriert.

Anonyme Samenspende

Eine Anonymität ist seit Einführung des Samenspenderregisters im Jahr 2018 nicht mehr zulässig. Das Kind selbst hat ab dem 16. Geburtstag einen eigenen Auskunftsanspruch auf die dort in Bezug auf den Samenspender hinterlegten Daten. Diese Daten werden zentral im Bundesinstitut für Arzneimittel und Medizinprodukte geführt. Es handelt sich zumindest um den Vor- und Nachnamen des Spenders, Geburtstag und -ort, Staatsangehörigkeit und Anschrift.

Oxytocin

Ein im Gehirn produziertes Hormon, welches eine wichtige Rolle unter anderem beim Geburtsprozess einnimmt, bei dem es die Gebärmutter dazu bringt, sich zusammenzuziehen, und damit Wehen auslöst. Zudem stimuliert Oxytocin die Brustdrüsen zur Abgabe von Milch. Gleichzeitig beeinflusst es nicht nur das Verhalten zwischen Mutter und Kind sowie zwischen Geschlechtspartnern, sondern auch ganz allgemein soziale Interaktionen. Für die Arbeit der Hebammen ist Oxytocin als Medikament ein unverzichtbares Hilfsmittel. Der Deutsche Hebammenverband informiert über das Bindungshormon und unterstützt den Einsatz von Oxytocin in der Geburtshilfe, da das Hormon entscheidend für den Geburtsverlauf, das Stillen und den Bindungsaufbau zwischen Eltern und Kind ist.

PID

Die Präimplantationsdiagnostik (PID) umfasst die Methoden zellbiologischer und molekulargenetischer Untersuchungen, die dem Entscheid darüber dienen, ob ein durch In-vitro-Fertilisation erzeugter Embryo in die Gebärmutter eingepflanzt werden soll oder nicht.

PN-Scoring

Das sogenannte PN-Scoring ist eine Methode, bei der die befruchteten Eizellen im Rahmen einer IVF untersucht werden. PN steht dabei für „pronuclei“ und bedeutet das sogenannte Vorkernstadium. Einen Tag nach der Punktion bilden sich üblicherweise als Zeichen der Befruchtung zwei sogenannte Vorkerne in den Eizellen aus, die jeweils den halben väterlichen und mütterlichen Chromosomensatz beinhalten. Das PN-Scoring ist eine Methode, bei der entsprechend bestimmter festgelegter Kriterien die Qualität der Vorkernstadien festgestellt werden soll und letztlich diejenigen ausgewählt werden, welche sich mit der höchsten Wahrscheinlichkeit zu einem einnistungsfähigen Embryo entwickeln.

Samenspenderregistergesetz (SaRegG)

Der Deutsche Bundestag hat am 18.05.2017 das neue „Gesetz zur Regelung des Rechts auf Kenntnis der Abstammung bei heterologer Verwendung von Samen“ beschlossen. Ziel dieses Gesetzes ist es, durch Samenspende gezeugten Kindern die Möglichkeit zu eröffnen, durch Nachfrage bei einem zentralen Register Auskunft über ihre Abstammung zu erhalten. Des Weiteren ist geregelt, dass der Samenspender nicht als Vater des Kindes festgestellt werden kann.

Im Folgenden die entsprechenden Auszüge aus dem Samenspenderregistergesetz:

Eine Person, die vermutet, durch heterologe Verwendung von Samen bei einer ärztlich unterstützten künstlichen Befruchtung gezeugt worden zu sein, hat gegenüber dem BfArM Anspruch auf Auskunft aus dem Samenspenderregister (§ 10 SaRegG).

Der Anspruch richtet sich auf die personenbezogenen Daten des Spenders gem. § 2 Abs. 2 SaRegG und kann bis zur Vollendung des 16. Lebensjahres sowohl von den Kindseltern als gesetzliche Vertreter als auch von dem Kind selbst geltend gemacht werden, danach nur noch von dem Kind selbst. Vor Auskunftserteilung informiert das BfArM den Spender über die anstehende Auskunft.

Die gerichtliche Feststellung der Vaterschaft des Samenspenders ist bei heterologer Verwendung einer Samenspende im Rahmen einer ärztlich unterstützten künstlichen Befruchtung nicht mehr möglich (§ 1600 d. Abs. 4 BGB). Das gilt nicht, wenn der Samen, mithilfe dessen das Kind gezeugt wurde, vor dem 1. Juli 2018 verwendet wurde

(Art. 229 § 46 EGBGB). Damit werden die Samenspender von der Inanspruchnahme als rechtlicher Vater freigestellt, insbesondere von unterhaltsrechtlichen Ansprüchen der mit einer Samenspende gezeugten Kinder. Die Kinder kommen auch nicht als gesetzliche Erben in Betracht.

§ 1600 d. Abs. 4 BGB gilt nicht in den Fällen einer nicht ärztlich unterstützten künstlichen Befruchtung, insbesondere mittels sog. Becherspende. Dem leiblichen Vater kann im Fall der sogenannten privaten Samenspende außer der Vaterschaft auch ein Umgangsrecht zustehen.

Social Freezing

bezeichnet das vorsorgliche Einfrieren von unbefruchteten Eizellen ohne medizinischen Grund. Diese Möglichkeit gibt Frauen, die sich ihren Kinderwunsch derzeit nicht erfüllen können oder wollen, größere Chancen auf eine Schwangerschaft jenseits des Alters von etwa 35 Jahren.

Anhang

Danksagung

An meine wundervolle Mami

Du bist mein leuchtendes Vorbild, meine Quelle der Inspiration und die Kraft, die mich dazu ermutigt hat, die Frau zu werden, die ich heute bin. Deine bedingungslose Liebe und Unterstützung haben mir die Freiheit geschenkt, selbstbestimmt meinen Weg zu gehen. Dieses Buch trägt einen bedeutenden Teil von dir in sich, dank deiner sorgfältigen Auswahl von Artikeln zum Thema, mit denen du mich unermüdlich versorgt hast.

Möge dieses Werk ein kleines Zeichen meiner Dankbarkeit und Liebe für all die kostbaren Lehren sein, die du mir auf meinem Lebensweg geschenkt hast.

Mit tiefer Liebe und Dankbarkeit
Deine Sarah

Quellen

1 An alle Kaiserschnitt-Mamas: Ihr habt nicht versagt! Ihr habt Fantastisches vollbracht, ihr habt einem Kind das Leben geschenkt. 😮 25 % ... | Instagram

2 *Wieviele Eizellen hat eine Frau?"* Elisabeth von Sydow, Focus online 9.6.2022

3 *Warum Eizellen mit dem Alter baufällig werden*, 31. Oktober 2019, Max-Planck-Institut für Multidisziplinäre Naturwissenschaften mpg.de (aufgerufen 25.02.2024)

4 *Patient Information Series: Age and Fertility* American Society of Reproductive Medicine, reproductivefacts.org (aufgerufen 2.2.2024).

5 *IVF Transfer of Fresh or Frozen Embryos in Women without Polycystic Ovaries,* The New England Journal of Medicine, 11. Januar 2018

6 „Sie frieren ihre Eizellen nicht der Karriere wegen ein, ihnen fehlen passende Partner." Die Anthropologin Marcia Inhorn über die Datinghölle der Akademikerinnen Ende 30 Interview: Wlada Kolosowa" ZEIT Magazin, 21. Juli 2023

7 „Wenn Frauen studieren, reduziert sich die Wahrscheinlichkeit um ein Viertel, dass sie Kinder bekommen" *Kind oder Karriere,* Alexander Hagelüken, SZ 1. Dezember 2017

8 *Frauenanteil unter den Studierenden* an Hochschulen in Deutschland in den Wintersemestern von 2002/2003 *bis* 2023/2024 Statista (aufgerufen 12.11.2023)

9 „Die weibliche Fruchtbarkeit endet früher, als du denkst" *Wie lange sind Frauen wirklich fruchtbar?* Stephanie Pingel Brigitte.de 26.05.2021

10 *Social Freezing „Geschichte"* Wikipedia (aufgerufen 23.12.23)

11 *Schwanger um jeden Preis* Paulina Würminghausen SZ Nr. 155 8./9. Juli 2023

12 *Alles für ein Baby!* Nadine Ahr, Christiane Hawranek DIE ZEIT Dossier: Nr. 51 30. November 2023

13 *Anzahl und Statistik der Kinderwunschkliniken in Deutschland* gesundheitsmarkt.de 5. Dezember 2022 (aufgerufen 14.12.2023)

14 siehe Interview Dr. Cordula Pitone, Seite 151 f.

15 *Anteil an Einzelhaushalten hat sich seit 1950 verdoppelt* 22. Juni 2023 tagesschau.de

16 *Eheschließungen und Scheidungen in Deutschland* – Statistisches Bundesamt destatis.de (aufgerufen 21.11.23)

17 Der Spiegel Nr. 51/16.12.2023 geht in einer Reportage einem Skandal auf Kreta nach. Dort wird gegen eine Klinik ermittelt, über die Leihmütter ausgebeutet und Babys für bis zu 100.000 Euro verkauft worden sein sollen.

18 Samir Rabbata, Leiter des Dezernats Politik und Kommunikation der Bundesärztekammer in einer schriftlichen Stellungnahme am 19.1.2024

19 Schreiben die Gynäkologinnen Jana Pape und Sibil Tschudin in einem Artikel des Fachblatts „Gynäkologische Endokrinologie" und sagt Andreas Tandler-Schneider, Leiter des Fertility Centers in Berlin in *Eizellen auf Eis* SZ 12.Oktober 2023

20 *Lieber später schwanger? Vier Fakten zu Social Freezing* Julia Vergin Deutsche Welle 25.10.2023

21 Johannes Müller (Mediziner) Wikipedia

22 „Entscheidend für den Erfolg der künstlichen Befruchtung ist das Alter, in dem Frauen sich zum Einfrieren ihrer Eizellen entschließen. Sind sie jünger als 35 Jahre, können 40 von 100 Frauen hoffen, beim ersten Befruchtungszyklus schwanger zu werden. In einem Alter von 35 bis 39 Jahren gelingt dies nur noch 30 von 100 Frauen, und zwischen 40 und 44 Jahren sinkt diese Zahl auf nur noch 15 von 100 ab." *Social Freezing – blitzartiges Einfrieren von Eizellen* 6. Mai 2023 wissensschau.de

23 *Australien: Erste Abgeordnete stillt Baby im Parlament* SPIEGEL 10. Mai 2017

24 *Sohn auf dem Schoß: Immer noch eine Sensation.* Helena Ott, SZ 21. Juni 2022

25 *Social Freezing ist seit dem Jahr 2010 möglich* mvz-Kinderwunsch.com (aufgerufen 25.02.2024)

26 *Social Freezing – Kritik an Plänen von Apple und Facebook* deutschlandfunk.de 16.10.2014

27 *„Heute kommt Schweden weltweit vielleicht am nächsten an so etwas wie gelebte Gleichberechtigung heran: Bei der jüngsten Untersuchung des Europäischen Instituts für Gleichstellungsfragen, vor zwei Jahren erschienen, lag das Land in Sachen Ge-*

schlechtergerechtigkeit in der EU mit weitem Abstand auf dem ersten Platz" Nicht von schlechten Eltern Alex Rühle SZ 18. Juli. 2023

28 *Viele Unternehmen unterstützen Familienplanung – Wirtschaft SZ 20. November 2023*

29 *Kritik an Social Freezing – Die Firma ist deine Familie Tanja Dückers, Deutschlandfunkkultur.de 21.11.2014 (aufgerufen 26.02.2024)*

30 *Männersakkozeit Heribert Prandl SZ Nr. 289, Freitag, 15. Dezember 2023*

31 *„Der Würmeling" – Vater, Mutter, Wuermeling und Kind* Laf Überland deutschlandfunkkultur.de 16.12.2015 (aufgerufen 26.02.2024)

32 *Männersakkozeit* Heribert Prandl SZ Nr.289, Freitag, 15. Dezember 2023

33 An der Statistik auch erkennbar ist allerdings, dass, obwohl über 50 % Frauen die Universität absolvieren, nur 28 % der hauptberuflichen Professoren weiblich sind. *Frauenanteile an Hochschulen 2020 bis 2022* Statista (aufgerufen 26.02.2024)

34 *Gender Pay Gap – Statistisches Bundesamt* destatis.de (aufgerufen 26.02.2024) Frauen verdienen laut Statistischem Bundesamt 2023 18 % weniger pro Stunde als Männer. Seit März 2023 gibt es einen neuen Indikator, den „Gender-Pay-Gap-Arbeitsmarkt", der neben der Verdienstlücke pro Stunde Unterschiede in der bezahlten monatlichen Arbeitszeit (Gender Hours Gap) und in der Erwerbsbeteiligung von Frauen und Männern (Gender Employment Gap) sichtbar macht. Der Gender-Pay-Gap-Arbeitsmarkt lag 2022 bei 39 %.

35 *Samenspende in Deutschland erlaubt? Regelungen* Nicole P. Anwalt.org 31.08.2023 (aufgerufen 12.02.2024)

36 „(...) Schätzungen gehen davon aus, dass es hierzulande mittlerweile rund 100 000 Spenderkinder gibt. Die meisten von ihnen wissen bis heute nichts über ihre Entstehung. Lange Zeit galt die Vorgabe der Reproduktionsmediziner an die Eltern: Schweigen Sie. Sagen Sie nichts Ihren Kindern *Kinder von Samenspendern – Das Gefühl, in der falschen Familie zu leben* Michael Hollenbach Deutschlandfunk.de 23.12.2020 (aufgerufen 23.02.2024)

37 *Schwanger um jeden Preis* Paulina Würminghausen SZ 8./9. Juli 2023

38 In Dänemark hat man die Wahl zwischen *ID-Release-Spendern* und *Non-ID-Release-Spendern*. Ein ID-Release-Spender hat der Samenbank erlaubt, seine persönlichen Daten weiterzugeben. Ein Non-ID-Spender möchte anonym bleiben und seine Daten nicht veröffentlichen. *Samenspender aus Dänemark: Was solltest du beachten?* 24baby.de (aufgerufen 12.01.2024)

39 *Schwanger um jeden Preis* Paulina Würminghausen SZ 8./9. Juli 2023 SZ Nr. 155

40 *Dänemark: Das Geschäft mit dem Sperma – zu Besuch in der weltgrößten Samenbank* 09.03.2016 ze.tt Zeit.de (aufgerufen 24.02.24)

41 *Zahlen und Erfolgschancen der künstlichen Befruchtung in Deutschland* – FERTILA (aufgerufen 26.02.2024)

42 *Wahrscheinlichkeit einer Schwangerschaft mit IVF beim ersten, zweiten und dritten Versuch* 09.01.2023 Eugin-Klinik klinikeugin.de (aufgerufen 12.02.2024)

43 *Samenspende Unterhalt: Wann müssen Samenspender zahlen?* Beratung.de 16.11.2022 (aufgerufen 02.01.2024)

44 Der Samenspender muss keinesfalls Unterhalt zahlen. Gegen ihn können auch keine anderen Ansprüche durchgesetzt werden. Das heißt, das Kind kann ihm gegenüber kein Erbrecht geltend machen usw.

45 Das Start-up LEVY Health arbeitet mit einer CE-zertifizierten, digitalen Software und Labortests. Anders als etwa bei Kinderwunschkliniken, die ein Interesse haben, Behandlungen wie künstliche Befruchtung vorzuschlagen, wollen die drei Gründerinnen erst einmal mögliche Ursachen der Unfruchtbarkeit feststellen, die sich verhältnismäßig leicht beheben lassen. *Lerne wie Du schwanger wirst* Levy Fertility Code – deine Fruchtbarkeitsdiagnostik (aufgerufen 26.02.2024)

46 *Das Geschäft mit der Fruchtbarkeit* Kathrin Werner SZ 27.05.2022

47 *Infektion mit SARS-CoV-2 in der Schwangerschaft* aerzteblatt.de (aufgerufen 24.02.2024)

48 Laut der Verbrauchs- und Medienanalyse waren in Deutschland im Jahr 2021 rund 42,5 %der Singles bis 49 Jahre Frauen. *L. Lohmeier Singles in Deutschland nach Geschlecht im Vergleich mit der Bevölkerung im Jahr 2021* Statista 03.01.2024 (aufgerufen 23.02.2024)

49 Studie zum Thema Musik zur Stressreduktion bei Kaiserschnitt: " (...) Auch während der Geburt konnte festgestellt werden, dass Musikinterventionen eine Schmerz- und Stressreduktion zur Folge haben. Bei Geburten durch eine Sectio caesarea wirkt sich Musik ebenfalls stress-, schmerz- und angstreduzierend auf die werdenden Mütter aus." gf4258608de 967.976 (thieme-connect.de)

50 *Vereinbarkeit von Familie und Beruf. Ein aktueller Ländervergleich magazin.superheldin.io* (aufgerufen 19.03.2024)

51 „Warum es in Schweden heute völlig selbstverständlich ist, dass sich Mütter und Väter die Zeit zur Betreuung ihrer Kleinkinder teilen" *Nicht von schlechten Eltern* Alex Rühle Süddeutsche Zeitung, Politik, Familienpolitik von Alex Rühle

52 *Infografik: Elternzeit immer noch ungleich verteilt* Frauke Suhr Statista 03.04.2023 (aufgerufen 24.02.2024)

53 *Väter wollen mehr Zeit für Kinder* – Politik – SZ.de (sueddeutsche.de) laut dem Väterreport des Bundesfamilienministeriums, Oktober 2021. Der Väterreport basiert auf einer repräsentativen Onlineumfrage von Eltern mit Kindern unter 10 Jahren, durchgeführt durch das Meinungsforschungsinstitut Allensbach.

54 *Italien: Konzern ruft zum Umsturz des Patriarchats auf* – Wirtschaft – SZ.de (sueddeutsche.de)

55 *„Denn sie weiß, was sie will!"* Petra 11/23

Impressum

GU ist eine eingetragene Marke der GRÄFE UND UNZER VERLAG GmbH, www.gu.de

ISBN 978-3-8338-9307-0
1. Auflage 2024

Projektleitung: Simone Kohl
Redaktionelle Mitarbeit: Lutz Birkner
Lektorat: Julia Bauer-Triebke
Korrektorat: Christian Wolf
Umschlaggestaltung: Ki36 Editorial Design, München, Bettina Stickel
Herstellung: Markus Plötz
Satz und Innenlayout: Björn Fremgen, KONTRASTE
Reproduktion: Ludwig Media, Zell am See
Druck und Bindung: Livonia, Riga

Umwelthinweis: Nachhaltigkeit ist uns sehr wichtig. Der Rohstoff Papier ist in der Buchproduktion hierfür von entscheidender Bedeutung. Daher ist dieses Buch auf PEFC-zertifiziertem Papier gedruckt. PEFC garantiert, dass ökologische, soziale und ökonomische Aspekte in der Verarbeitungskette unabhängig überwacht werden und lückenlos nachvollziehbar sind.

Die GU-Homepage finden Sie unter www.gu.de

Bildnachweis: Stephanie Wolf: Umschlagmotiv; Danial Fischer: Klappe vorne links, Getty Images/Shanina: S. 177

Wichtiger Hinweis: Die Gedanken, Methoden und Anregungen in diesem Buch stellen die Meinung bzw. Erfahrung der Verfasserin dar. Sie wurden von der Autorin nach bestem Wissen erstellt und mit größtmöglicher Sorgfalt geprüft. Sie bieten jedoch keinen Ersatz für persönlichen kompetenten medizinischen Rat. Jede Leserin, jeder Leser ist für das eigene Tun und Lassen auch weiterhin selbst verantwortlich. Weder Autorin noch Verlag können für eventuelle Nachteile oder Schäden, die aus den im Buch gegebenen praktischen Hinweisen resultieren, eine Haftung übernehmen.

GRÄFE UND UNZER

Ein Unternehmen der
GANSKE VERLAGSGRUPPE